Berichte aus der Elektrotechnik

Harald Moritz

Elektrosmog

Ursachen, Gesundheitsrisiken, Schutzmaßnahmen

5. überarb. u. erw. Auflage

Shaker Verlag
Aachen 2011

Bibliografische Information der Deutschen Nationalbibliothek
Die Deutsche Nationalbibliothek verzeichnet diese Publikation in der Deutschen Nationalbibliografie; detaillierte bibliografische Daten sind im Internet über http://dnb.d-nb.de abrufbar.

Printed in Germany.

ISBN 978-3-8440-0211-9
ISSN 0945-0718

Shaker Verlag GmbH • Postfach 101818 • 52018 Aachen
Telefon: 02407 / 95 96 - 0 • Telefax: 02407 / 95 96 - 9
Internet: www.shaker.de • E-Mail: info@shaker.de

Inhaltsverzeichnis

„Der Mensch an sich selbst, insofern er sich seiner gesunden Sinne bedient, ist der größte und genaueste physikalische Apparat, den es je geben kann.
Und das ist eben das Unheil der neueren Physik, dass man die Experimente gleichsam von Menschen abgesondert hat und bloß in dem, was künstliche Instrumente zeigen, die Natur erkennen, ja was sie leisten kann dadurch beschränken und beweisen will.“

Johann Wolfgang von Goethe
Wilhelm Meisters Wanderjahre (1829)

1. Der Autor

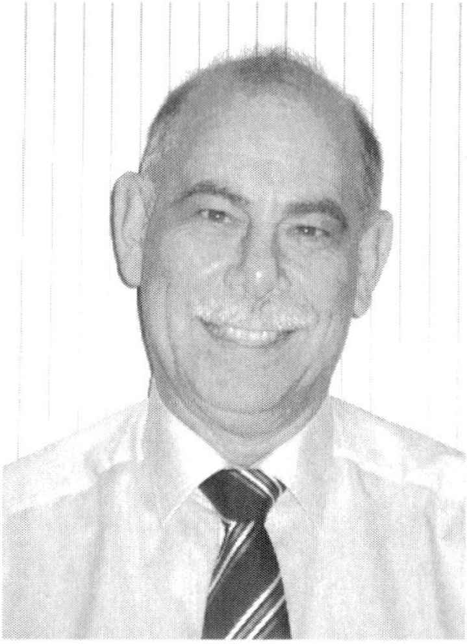

Harald Moritz wurde 1953 in Aachen geboren.

Berufsausbildungen: Industriekaufmann und Elektroniker in der Fachrichtung Energie- und Gebäudetechnik.

Elektrotechniker – Meisterprüfung 1981.

Seit 1982 selbständiger Unternehmer.

Baubiologische Messtätigkeit seit 1993.

Erste Publikationen zum Thema EMVU und „Elektrosmog" im Jahr 1999.

Lehrtätigkeit als freiberuflicher Dozent für Elektrotechnik seit 2002.

Publikationen:

Biologisch verträgliche Elektroinstallation – Theoretische Grundlagen durchzuführender Maßnahmen
Elektropraktiker, Berlin, ISSN: 0013-5569-06352 - 03-2005

Elektrosmog Messungen, Mess-Methoden und –Durchführung
Elektropraktiker, Berlin, ISSN: 0013-5569-06352 – 09-2005

Errichtung baubiologischer Elektroanlagen
Elektropraktiker, Berlin, ISSN: 0013-5569-06352 – 11-2006

Elektrosmog - Ursachen, Gesundheitsrisiken, Schutzmaßnahmen
Shaker-Verlag Aachen, 2005, ISBN 3-8322-4378-3

2. Wie kam ich zum Elektrosmog?

Bereits seit dem Jahr 1993 beschäftige ich mich mit den physiologischen Auswirkungen, die durch den Umweltfaktor Elektrizität verursacht werden.
Als engagierter Elektrotechnikermeister war mir der Begriff ***ELEKTROSMOG*** zwar schon früh geläufig, aber die gesundheitlichen und biologischen Auswirkungen der elektromagnetischen Felder wurden Anfang der neunziger Jahre noch äußerst kontrovers diskutiert und von manchen Wissenschaftlern und Technikern sogar völlig geleugnet. Dies hat sich leider bei einigen ignoranten Zeitgenossen immer noch nicht geändert. Bis zum heutigen Tag sind weder der wissenschaftliche Nachweis über eine Unschädlichkeit von elektromagnetischen Feldern, als auch der eindeutige Zusammenhang zwischen elektromagnetischen Feldern und der Entstehung von Krankheiten erbracht worden. Allerdings gibt es eine ganze Reihe seriöser internationaler wissenschaftlicher Studien, die diese Vermutung bestätigen.
Auslöser für meine Untersuchungen waren massive Gesundheitsstörungen eines heranwachsenden Familienmitgliedes, die schulmedizinisch nicht therapierbar waren: Es handelte sich um eine allgemeine Immunschwäche, verbunden mit einer daraus resultierenden auffällig hohen Infektanfälligkeit, ausgeprägten Wachstumsstörungen, bis hin zu Herzrhythmusstörungen und Schlafproblemen, die erstmals im Alter von ca. 12 Jahren auftraten. Der behandelnde, befreundete Aachener Arzt, Dr. med. Hans-Georg Becker, der sich auf naturheilkundliche Verfahren spezialisiert hatte, vermutete einen ursächlichen Zusammenhang zwischen einer hohen häuslichen Elektrosmogbelastung und den festgestellten Gesundheitsstörungen. Deswegen begann ich, äußerst skeptisch, mich intensiver in die Thematik einzulesen.

Nach der Analyse unterschiedlichster Veröffentlichungen, Statistiken und epidemiologischer Untersuchungen aus Forschung, Medizin, Baubiologie und Arbeitsschutz erhärtete sich mein Verdacht.
Nachdem ich erste eigene Messungen im Umfeld der betroffenen Person vorgenommen hatte, musste ich feststellen, dass die Werte in dem belasteten Schlafraum (es handelte sich hierbei um ein Kinderzimmer) selbst gegenüber damaligen Vorsorgegrenzwerten viel zu hoch waren. Obwohl ich eigentlich immer noch sehr skeptisch war, und den Zusammenhang nicht wahrhaben wollte, habe ich sehr aufwändige bauliche Maßnahmen durchführen lassen und das Bett umgestellt. Dadurch ließen sich die elektromagnetischen Felder deutlich reduzieren. Sie lagen nun im Bereich der biologischen Vorsorgewerte.
Eigentlich handelte es sich bei meiner Aktion nur um einen Versuch, aber die gesundheitliche Ausgangsituation war so belastend, dass ich auch einen Misserfolg akzeptiert hätte.
Zum Glück zeigten sich aber wenige Wochen nach den Sanierungsarbeiten signifikante positive Ergebnisse: Die Schlafstörungen hörten fast schlagartig auf, die Infektanfälligkeit ließ sukzessive nach und die Wachstumsdefizite wurden innerhalb eines Jahres ausgeglichen.
Dies war mein persönliches Schlüsselerlebnis! Da es sich bei der betroffenen Person um einen Heranwachsenden handelte, der die Zusammenhänge nicht kannte und sich dafür auch überhaupt nicht interessierte, konnte ich einen Placeboeffekt ausschließen. Auch wenn diese persönliche, familiäre Erfahrung keiner wissenschaftlichen Bewertung standhält, war es für mich persönlich der Beweis, dass es einen Zusammenhang zwischen Elektrosmog und Gesundheit gibt und der Grund zukünftig weitere Schlafplatzuntersuchungen durchzuführen.

Von Beginn an habe ich jede einzelne Messung protokolliert. Die erfassten Messwerte wurden mit internationalen Vorsorgewerten verglichen, die nach der Sanierung realisierten Werte dokumentiert und später statistisch ausgewertet. Die gesundheitlichen Beschwerden und Veränderungen habe ich häufig auch noch zusätzlich mit den behandelnden Ärzten besprochen. Die resultierenden Befindlichkeitsbesserungen meiner Klienten waren für mich das entscheidende Kriterium, mich weiterhin mit der Elektrobiologie zu beschäftigen, um meine Erfahrungen auch für andere Betroffene nutzbar zu machen.

Im Einzelnen habe ich bei meiner Messtätigkeit folgende Daten erfasst und statistisch ausgewertet:

die Größe der magnetische Flussdichte,
die Größe der elektrische Feldstärke,
die Höhe der Körperspannung,
die physiologischen[1] Beschwerden und Veränderungen,
(subjektives Empfinden der Probanden)

Wissenschaftliche Forschungsergebnisse bestätigen meine These und belegen, dass dauerhafte Belastungen durch elektromagnetische Felder Einfluss auf das Immunsystem, den Hormonhaushalt, die Biosynthese[2] und das Nervensystem des menschlichen Organismus haben. Hinzu kommen Krebspromotion[3] und verschiedene psychologische Komponenten. Eine Berliner Forschergruppe unter der Leitung von Prof. Franz Adlkofer hat im

---

[1] die natürlichen Lebensvorgänge betreffend
[2] Bildung chemischer Substanzen im Körper
[3] Krebsförderung

Jahr 2003 sogar Chromosomenbrüche und damit Veränderungen innerhalb der DNA festgestellt.
Unter dem Aspekt der Gesundheitsvorsorge kann ich jedem, besonders jedoch den ca. 6% elektrosensiblen Menschen nur raten, persönliche Vorsorgemaßnahmen zu ergreifen und sich auch aktiv in der Öffentlichkeit für die Umsetzung niedrigerer Vorsorgewerte einzusetzen.

Zuerst der Mensch – dann die Technik!

Zur Nutzung dieses Buches ist noch anzumerken, dass ich versucht habe, sowohl für den interessierten Laien, als auch für den ambitionierten Fachmann zu schreiben.
Die Kapitel „Der Schutz vor elektrischen Feldern bei Neu-Installationen“ sowie „Messgeräte / Messverfahren“ sind eher für Insider aus der Elektrotechnik und der Baubiologie gedacht.
Diese Veröffentlichung erhebt keinerlei wissenschaftlichen Anspruch. Es handelt sich um ganz persönliche Erfahrungen, die ich in meiner langjährigen Praxis als Messtechniker und Elektrosmogexperte gesammelt habe.

3. Sind die Gesundheitsstörungen durch EMF[4] beweisbar?

Für einen ***anerkannten wissenschaftlichen Nachweis*** zwischen dem Vorhandensein von elektromagnetischen Feldern und dem Auftreten von Gesundheitsbeeinträchtigungen sind einige Bedingungen zu erfüllen: Zunächst einmal ist es erforderlich, dass unterschiedliche, unabhängige Forschergruppen einen ***reproduzierbaren Zusammenhang*** feststellen. Darüber hinaus muss im gesamtwissenschaftlichen Umfeld von einer Kausalität ausgegangen werden.

Da sowohl eine Reversion[5] von durchgeführten Maßnahmen, als auch Kontrolluntersuchungen unter exakt gleichen Bedingungen nicht möglich sind, ist der wissenschaftliche Beweis über einen Zusammenhang zwischen elektromagnetischen Feldern und dem Auftreten von Krankheiten auch bis heute noch nicht gelungen und nach meiner Meinung auch grundsätzlich nicht möglich. Menschen sind nun einmal nicht gleich. Krankheiten treten nicht zwangsläufig unter identischen Lebensbedingungen auf. Die persönliche Konstitution entscheidet häufig mit darüber, ob sich zum Beispiel jemand bei einer kranken Person mit einer Infektionskrankheit ansteckt, oder halt nicht.

So ähnlich verhält es sich auch mit den Effekten des Elektrosmog. Einige Menschen leiden teilweise stark darunter, während andere Personen überhaupt keine Effekte wahrnehmen. Der Mensch hat nun einmal kein Sinnesorgan für elektromagnetische Felder.

Es gibt allerdings bereits zahlreiche Hinweise und die Bestätigung bestehender Verdachtsmomente aus internationaler, ernstzunehmender Literatur, dass elektromagnetische Felder, auch weit unterhalb der derzeitig

---

[4] Elektro- Magnetische Felder

[5] Umkehrung

geltenden Grenzwerte, für eine ganze Reihe von Krankheiten mit verantwortlich sein können. Ich hoffe, dass es zukünftig zumindest Warnhinweise für besonders betroffene Personenkreise geben wird, wie dies in einigen europäischen Ländern bereits der Fall ist. So wird z.B. vor der Benutzung von Mobiltelefonen durch Kinder in Großbritannien gewarnt.

4. Begriffserklärungen

Um wirksame Schutzmaßnahmen gegen Elektrosmog darzulegen und zu verstehen, ist es notwendig auf die Ursachen der elektromagnetischen Felder einzugehen und einige Fachbegriffe zu erläutern.

Physikalisch betrachtet ist der Begriff **Elektrosmog** nicht definiert.

Im DUDEN findet man diese einfache Erklärung:
„Elektrosmog (möglicherweise gesundheitsgefährdende) elektromagnetische Strahlung, die von Fernseh-, Radar-, Mikrowellen u. Ä. ausgeht"

Der BROCKHAUS formuliert es so:
„Elektrosmog, technisch verursachte elektromagnetische Strahlung in der Umwelt, z.B. durch die Elektrizitätsversorgung, Sendeeinrichtungen oder Mobilfunksysteme. Die gesundheitlichen Auswirkungen des E. sind umstritten. Die Grenzwerte für elektromagnetische Emissionen sind in Deutschland in der E.-VO festgelegt."

WIKIPEDIA, das wohl bekannteste Online-Lexikon gibt bereits eine differenziertere Begriffsdefinition:
„Elektrosmog (zusammengesetzt aus Elektro- und Smog) ist ein umgangssprachlicher Begriff für künstliche elektrische und magnetische Felder sowie Funkwellen in der Umwelt und im Wohnbereich. Der Begriff ist ein sogenannter Dysphemismus, weil durch das Wort Smog eine negative Bewertung von Funkwellen impliziert wird. Der Begriff Elektrosmog ist eng mit dem Begriff der elektromagnetischen Umweltverträglichkeit verknüpft, hebt jedoch stärker die befürchteten schädlichen Auswirkungen auf den

Menschen hervor. Das Wort „Elektrosmog“ hat sich im deutschen Sprachraum als Sammelbezeichnung für alle technisch erzeugten elektrischen und magnetischen Felder durchgesetzt. Der Begriff „Smog“ setzt sich zusammen aus den englischen Wörtern „smoke“ für Rauch und „fog“ für Nebel und steht somit für eine Belastung der Umwelt.“

Faktisch handelt es sich bei Elektrosmog also um Auswirkungen künstlicher elektrischer und magnetischer Felder und Funkwellen auf die Umwelt.
Das **magnetische Feld** wird durch elektrischen Strom hervorgerufen und das **elektrische Feld** durch elektrische Spannung, d.h. durch einen Potenzialunterschied zwischen unterschiedlichen Ladungen.
Weiterhin unterscheidet man **Gleichfelder** (statische Felder), die sich zeitlich betrachtet nicht verändern und daher in Richtung und Größe immer gleich sind. Diese treten z.B. bei allen Gleichspannungsquellen auf.
Daneben gibt es die **Wechselfelder,** die frequenzabhängig ständig ihre Größe und Richtung ändern. Die gesundheitlichen Auswirkungen von Gleichfeldern sollen eher geringfügig sein und relativ selten auftreten. Daher rechnet man diese meist nicht dem Verursacher Elektrosmog zu. Vermutlich deshalb, weil selbst vorsorgliche Grenzwerte im täglichen Leben kaum erreicht oder überschritten werden.
Ganz anders sieht das bei den elektromagnetischen Wechselfeldern aus, um die es hier in erster Linie geht, und die gesundheitlich als wesentlich bedenklicher einzuschätzen sind. Dabei handelt es sich fast immer um eine **Kombination** aus elektrischen und magnetischen Feldern innerhalb eines bestimmten Frequenzspektrums.
Im Gesamtspektrum der elektromagnetischen Wellen unterscheidet man grundsätzlich zwischen **niederfrequenten (nf)** Feldern von 1 Hertz bis 30

Kilohertz und **hochfrequenten (hf)** Feldern, die von 30 Kilohertz bis zu 300 Gigahertz reichen.

Grundsätzlich ist davon auszugehen, dass mit steigender Frequenz die gesundheitsschädigende Wirkung überproportional zunimmt.

Im Hochfrequenzbereich sind neben der Bezeichnung elektromagnetische Felder (EMF) auch noch die Bezeichnungen elektromagnetische Strahlung und elektromagnetische Wellen gebräuchlich.

Elektromagnetische Strahlung bzw. elektromagnetische Wellen stellen eine masselose Strahlung dar, die sich mit Lichtgeschwindigkeit ausbreitet.

Die Netz-Frequenz der Versorgungsunternehmen für die elektrische Energie der Haustechnik beträgt in Deutschland und in den meisten europäischen Staaten 50 Hz und liegt damit ganz unten im Bereich des elektromagnetischen Spektrums.

Tabelle zu einigen Frequenzbereichen

Frequenz in Hertz (Hz) Ca. -Werte	**Quelle**
ca. 1 Hz	Herzschlagfrequenz des Menschen
7,83 Hz	Grundfrequenz der Erde / Schumann-Resonanz
16 2/3 Hz	Energieversorgung der Deutschen Bahn
50 Hz	Allgem. Energieversorgung, Gebäudetechnik
ca. 153 – 1.600 Kilo-Hz	Mittelwellen- und Kurzwellen-Radiosender
ca. 27 MHz	CB Funk
ca. 88 – 108 Mega-Hz	UKW-Radiosender
ca. 50 – 800 Mega-Hz	Fernsehsender
ca. 144 – 440 Mega-Hz	Amateurfunkbereich
ca. 1,2 – 1,6 Giga-Hz	GPS Navigationssystem
ca. 0,9 Giga-Hz	Mobilfunk D-Netz
ca. 1,8 Giga-Hz	Mobilfunk E-Netz
ca. 1,8 Giga-Hz	DECT-Telefon
ca. 1,9 - 2,2 Giga-Hz	UMTS-Technik
ca. 2,4 Giga-Hz	WLAN[6]
ca. 2,4 Giga-Hz	Bluetooth
ca. 2,4 Giga-Hz	Mikrowellenherd
3,73 Giga-Hz	Taktfrequenz eines Pentium 4 Prozessors
ca. 5,0 – 5,8 Giga-Hz	Neue WLAN Bereiche
ca. 10– 40 Giga-Hz	Radaranlagen
ca. 10^{19} Hz	Röntgenstrahlung
ca. 10^{21} Hz	Radioaktivität (Gammastrahlung)

Alle elektrischen Betriebsmittel, die der Erzeugung, der Verteilung und der Bereitstellung elektrischer Energie dienen sind von elektromagnetischen Feldern umgeben.

Hierzu zählen Hochspannungsleitungen, Umspannwerke, Transformatoren, Bahnstromanlagen, Sicherungskästen, die Kabel und Leitungen der

[6] Wireless Local Area Network

Hausinstallation, sämtliche elektrische Verbraucher, wie Haushaltsgeräte, Motoren und Leuchten, sowie Schalter und Steckdosen.

Naturwissenschaftlich und technisch betrachtet handelt es sich bei dem „Phänomen Elektrosmog“ um die Gesetze der Elektrodynamik, die bereits in den Jahren 1861 – 1864 von J.C. Maxwell erforscht und als die Zusammenhänge zwischen Elektrizität und Magnetismus beschrieben wurden.

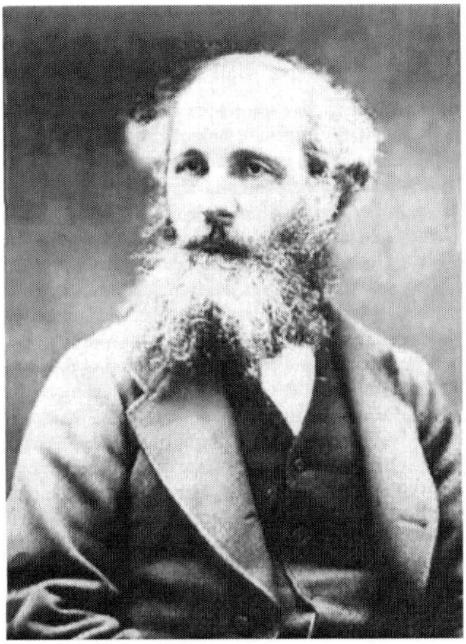

J.C. Maxwell

Deren Inhalt sagt folgendes aus:

1. Von positiven elektrischen Ladungen gehen positive elektrische Feldlinien aus, die an negativen Ladungen enden, d.h., die elektrischen Ladungen sind die Quellen des elektrischen Feldes (Coulombsches Gesetz).

2. Jeder elektrische Strom ist von geschlossenen magnetischen Feldlinien umgeben.

3. Die Feldlinien der magnetischen Flussdichte sind in sich geschlossen, d.h., es gibt keine isolierten Magnetpole.

4. Jedes zeitlich veränderliche Magnetfeld ist von geschlossenen Feldlinien umgeben (Induktionsgesetz).

Elektrische Felder (E-Felder - Einheit: V/m) sind überall dort vorhanden, wo eine elektrische Spannung anliegt, **auch wenn die Verbraucher ausgeschaltet sind.**
Die Größe des elektrischen Feldes hängt von der Höhe der elektrischen Spannung und von der Entfernung zur Feldquelle ab.
Die Feldlinien des E-Feldes haben Anfang und Ende und verlaufen von der positiven zur negativen Ladung mit dem Bestreben einen bestehenden Potenzialunterschied auszugleichen. Sie werden von den meisten Baustoffen verhältnismäßig stark gedämpft.
Elektrische Felder lassen sich mit richtig ausgewählten und korrekt eingebauten Materialien relativ leicht abschirmen.

Magnetische Felder (H-Felder - Einheit: A/m bzw. Tesla) entstehen nur dann, **wenn Strom fließt, also Verbraucher eingeschaltet sind.** Dies gilt allerdings auch für Geräte, die sich im Stand-by-Betrieb befinden, und somit als Verbraucher nicht sofort identifizierbar sind.
Die Größe des magnetischen Feldes ist direkt proportional zur Stromstärke d.h., "starke" Verbraucher, wie z.B. Heizgeräte, Motoren, Transformatoren, Niedervolt-Licht-Systeme, elektrische Warmwasserbereiter, usw., haben auch hohe magnetische Feldstärken zur Folge.
Die Feldlinien des H-Feldes bilden sich als geschlossene, konzentrische Kreise um stromdurchflossene elektrische Leiter. Sie durchdringen die meisten Bau-Materialien sehr leicht und ohne große Dämpfung.

Die Abschirmung magnetischer Felder stellt sich in der Praxis äußerst problematisch dar und ist nur mit extrem hohem Aufwand zu erreichen.

Hochfrequente Felder (Wellen, Strahlung) (HF-Felder – Einheit: W/m^2) im Frequenzspektrum von 30 kHz bis 300 GHz werden unter anderem verursacht durch schnurlose Telefone, Mobilfunk (Handys), Amateurfunk, Radio- und Fernsehsender und Radaranlagen. Hierbei verbinden sich die elektrischen und magnetischen Komponenten miteinander. Jetzt spricht man auch von elektromagnetischen Wellen und elektromagnetischer Strahlung. Die Koppelung verleiht dem Feld besondere Eigenschaften:

1. Es dringt in Körper ein und wird dabei in Wärme umgewandelt.

2. Mit zunehmender Entfernung schwächt sich das Feld nur sehr langsam ab.

Durch die Auswahl geeigneter Baumaterialien lassen sich HF-Felder bei Wand-, Boden- und Dachflächen relativ leicht abschirmen. Ein Problem stellen manchmal nur einfache Glasflächen bei Türen und Fenstern dar. Bedampfte Thermoglasscheiben und energiesparende Verglasung, wie sie heute eigentlich standardmäßig eingebaut wird, bietet nach meiner Erfahrung aber bereits eine sehr gute Schirmungswirkung.

Charakterisierung der elektromagnetischen Felder (EMF)

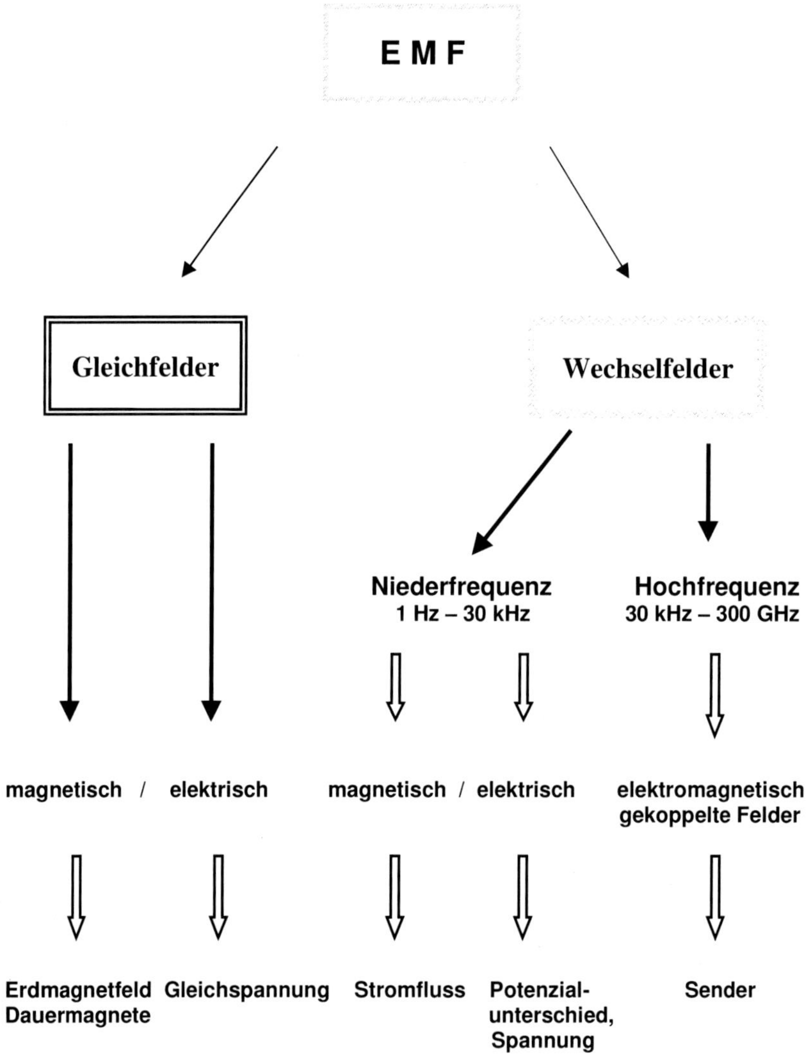

5. Die Wirkung elektromagnetischer Felder auf den Organismus

Nach dem derzeitigen Kenntnisstand der modernen Physik handelt es sich bei jeder Materie um Energie, die mit unterschiedlicher Frequenz schwingt. In unserem Körper befindet sich ein komplexes Geflecht aus ineinander verzahnten Energiefeldern. Der menschliche Organismus kann daher auf Dauer nur gesund bleiben, wenn diese Energiefelder ausgeglichen sind. Auch eine Reihe von homöopathischen Behandlungsmethoden macht sich diese Erkenntnis zu Nutze und versucht unser eigenes Energiefeld zu harmonisieren. Durch starke elektromagnetische Felder wird das körperliche Energie-Gleichgewicht empfindlich gestört.
Gestützt durch eine Vielzahl wissenschaftlicher Untersuchungen weltweit gilt es für mich heute als erwiesen, dass elektromagnetische Wechselfelder für die Entstehung und auch für den negativen Verlauf verschiedener Gesundheitsstörungen und Erkrankungen mit verantwortlich sein können.

Folgender biologischer Wirkungskomplex wird diskutiert:

Störungen im Hormonhaushalt (Melatonin und Serotonin)
Auswirkungen auf das Nervensystem
Störungen auf Zellebene – Schädigung der DNA
Beeinträchtigung der körperlichen Entwicklung, des Wachstums und der Fortpflanzung
Einfluss auf den Biorhythmus
Psychologische Komponenten
Erhöhtes Krebsrisiko

Hochfrequente Felder, insbesondere gepulste Felder, die in den Mobilfunknetzen für Handys, bei schnurlosen Telefonen nach DECT-

Standart, sowie bei Sendern und Radaranlagen entstehen, stehen im Verdacht, besonders starke Gesundheitsstörungen bis hin zu Tumorerkrankungen zu verursachen. Die biologischen Wirkungen auf den menschlichen Organismus sind jedoch vergleichbar mit denen der niederfrequenten EMF[7].
Ein internationales Forscherteam unter der Koordination von Prof. Franz Adlkofer hat im Jahre 2003 am Berliner Universitätsklinikum „Benjamin Franklin" im Laborversuch an menschlichem Gewebe Hinweise dafür gefunden, dass elektromagnetische Felder wie sie etwa im Bereich der Mobilfunkstrahlung vorkommen, menschliches Erbgut schädigen können. In den Versuchsreihen wurden verschiedene Zelltypen elektromagnetischen Feldern ausgesetzt. Bei bestimmten Expositionsintervallen[8] zeigten sich dabei sogar Brüche in den Chromsomen (Erbgutträger).
Neben diesen a-thermischen (nicht thermischen) Wirkungen der elektromagnetischen Strahlung kommt zusätzlich noch die thermische Wirkung hinzu, die unbestritten ist und die im Innern des Körpers zu sogenannten „hot spots" führt. Dies sind örtlich begrenzte starke Erwärmungen des benachbarten Gewebes, die bis zu dessen Zerstörung führen können. Hiervon besonders betroffen sind die Hoden und die Augenlinse, da diese Organe den entstehenden Wärmeüberschuss nur schlecht ausgleichen können. Da der als gesundheitlich unbedenklich anzusehende Schwellenwert frequenzabhängig ist, muss dieser mit steigender Frequenz reduziert werden.
Auf dem Hochfrequenz-Sektor liegen, meines Erachtens, immer noch keine ausreichenden wissenschaftlichen Langzeit-Untersuchungen vor.

---

[7] Elektro-Magnetische-Felder
[8] Gefährdungszeiträume

Wenn es heute immer noch Wissenschaftler gibt, die Auswirkungen der elektromagnetischen Strahlung auf den menschlichen Körper insgesamt in Frage stellen, liegt dies meines Erachtens daran, dass sich ihre Studien und Analysen ausschließlich auf akute Körperreaktionen beschränken und die Langzeitfolgen nicht berücksichtigen.

Solange Forschung und Wissenschaft die gesundheitsschädigende Wirkung der elektromagnetischen Strahlung jedoch nicht ausschließen können, sind Vorsorgemaßnahmen für gesundheitsbewusste Menschen unbedingt erforderlich.

Es gibt weltweit bereits eine Anzahl an epidemiologischen Studien, die gesundheitliche Auswirkungen der elektromagnetischen Felder nach den unterschiedlichsten Risikofaktoren (Bevölkerungsquerschnitt, Kinder, Elektroarbeiter, Häufigkeit von Tumorerkrankungen, usw.), untersucht haben und teilweise zu unterschiedlichen Ergebnissen kommen. Daraus resultiert jedoch häufig ein erhöhtes Gesundheitsrisiko, dass von der Größe der Emissionen abhängt - und ganz pauschal betrachtet - eine ca. 1,5 bis 3fach höhere Gefährdung gegenüber unbelasteten Vergleichsgruppen der Allgemeinbevölkerung dokumentiert.

Neben der unbestritten größten Gefahr, dem karzinogenen[9] Risiko, hier werden besonders häufig Leukämie, Brust- und Hirntumore genannt, kommt es noch zu verschiedenen weiteren erheblichen Beeinträchtigungen unserer Gesundheit. Elektrosmog ist häufig mit verantwortlich für Herz- und Kreislaufbeschwerden, nicht diagnostizierbaren Rückenschmerzen, bis hin zu einer Vielzahl von allergischen Reaktionen. Hierzu zählen nach meiner Erfahrung auch Asthma und Neurodermitis. Tinnitus Beschwerden werden häufig ebenfalls durch EMF verstärkt, wenn nicht sogar ausgelöst. Schlafstörungen, sowie wenig erholsamer Schlaf, Nervosität, und Unruhe

[9] krebserregend

kennzeichnen typische Störungen des vegetativen Nervensystems, die durch elektromagnetische Felder verursacht werden können. In neueren Studien sehen einige Wissenschaftler außerdem einen Zusammenhang zu Alzheimer- und Parkinson Erkrankungen.

In einer Sendung von Report – Mainz, einem Magazin des ARD-Fernsehens, warnt erstmalig eine europäische Fachbehörde vor den gesundheitlichen Gefahren des Mobilfunks und verlangt eine neue Definition der Grenzwerte. Die Direktorin der Europäischen Umweltagentur (EEA), Professor Jacqueline McGlade: „Handys mögen schwach strahlen, aber es gibt genügend Beweise für Wirkungen auch bei schwacher Strahlung, dass wir jetzt handeln müssen. Es gibt klare Beweise, dass starke Handy-Nutzer, die also ihr Handy etwa 460 Stunden im Jahr genutzt haben und das mehr als 15 Jahre lang, dass sie Ausprägungen von Hirntumoren gezeigt haben, wie Gliomen und anderen Arten von Tumoren."

Die Europäische Umweltagentur in Kopenhagen bezieht sich dabei auf einen 600-seitigen Bericht der sogenannten „Bioinitiative Group", ein Zusammenschluss von Wissenschaftlern, die 2000 Studien zur Wirkung von Elektromagnetischen Feldern ausgewertet haben. Die Umweltfachbehörde der Europäischen Union ist Mitautor dieses Berichts. Ein zentrales Ergebnis im Bericht: „Nach mehr als 10 Jahren Handynutzung erhöht sich das Hirntumorrisiko um 20 bis 200%".

Außerdem gebe es, so die EEA-Direktorin Jacqueline McGlade, durch Mobilfunkstrahlung unterhalb der geltenden Grenzwerte Effekte in menschlichen Zellen: „Sie stören Zellprozesse und den Signalaustausch zwischen Zellen. Wenn das über einen langen Zeitraum passiert, können diese Störungen natürlich zu Langzeiteffekten wie Krebs führen. Und das sind die Effekte, die uns am meisten beunruhigen."

Deshalb rät die EU-Umweltagentur dazu, die geltenden Grenzwerte im Hinblick auf solche biologischen Effekte neu zu definieren und damit zu senken. Bisher sind allein thermische Effekte, also die Erwärmung von Gewebe durch Mobilfunkfelder, ausschlaggebend für die Festlegung der Grenzwerte.

Eine Senkung der Grenzwerte fordert im Politikmagazin des SWR-Fernsehens auch Prof. Franz Adlkofer, Koordinator des von der EU finanzierten Mobilfunkforschungsprogramms REFLEX. In mehreren Versuchsreihen der REFLEX-Forscher waren im Zellversuch gentoxische Effekte durch Mobilfunkfelder unterhalb der Grenzwerte festgestellt worden. In einer Versuchsreihe mit der modernsten Handytechnologie UMTS seien diese Effekte bestätigt worden, nämlich DNA-Strangbrüche und Mikrokernbildung, sagte Prof. Franz Adlkofer im Interview mit REPORT MAINZ: „Wir haben im Reflex Projekt biologische Effekte weit unterhalb der Grenzwerte gefunden. Bei der letzten Untersuchung, bei der es um die Frage ging, ob auch UMTS biologisch wirksam ist, bei einem 40igstel der Grenzwerte, das heißt bei 0,05 Watt pro Kilogramm."

Die EU-Umweltagentur sieht beim Thema Mobilfunk Parallelen zu anderen Umweltrisiken wie Asbest, Röntgenstrahlen, Rauchen oder Blei-Belastungen. In der Vergangenheit seien viel zu oft Umweltrisiken unterschätzt worden. Diese Fehler sollte man beim Mobilfunk nicht noch einmal machen. Die EEA-Direktorin Prof. McGlade sagte im ARD-Politikmagazin REPORT MAINZ: „Warum die Bevölkerung einer Gefahr aussetzen, wenn man jetzt etwas tun kann. Es ist Zeit für uns alle, öffentliche Entscheidungsträger, Eltern, jeden Einzelnen, in der Gesellschaft, sich den Hinweisen bewusst zu werden und dementsprechend zu handeln."

Professor Adlkofer, der Chef der Verum Stiftung und Projektleiter der Reflex-Studie sieht also eine ganz besondere biologische Gefährdung in der UMTS-Technik: „UMTS-Handys sind zehnmal genschädigender als GSM-Handys. DNA-Strangbrüche treten bereits bei 1/40 des Grenzwertes auf. Mobilfunkstrahlung schädigt das genetische Material und erhöht damit das Krebsrisiko.“

6. Der Ablauf von Gesundheitsstörungen

Jeder Mensch reagiert sehr spezifisch auf Umwelteinflüsse, zu denen auch die elektromagnetischen Felder zu zählen sind.
Häufig stellen sich Betroffene die Frage, wie hoch ist ihr persönliches Risiko, tatsächlich an den Folgen von Elektrosmog zu erkranken.
Da pauschale Antworten auf derartige Fragen unmöglich sind, gibt es hierzu keine allgemein gültige Regel. Auf Grund meiner persönlichen Erfahrungen, sowie ähnlicher Auffassung in Fachkreisen, haben sich bei besonders exponierten[10] Patienten jedoch ähnliche Abläufe entwickelt.

Demzufolge könnte man die Reaktion des Körpers auf Elektrosmog in drei Stufen einteilen:

1. **Stufe – Gesundheitsstörung**

Hierbei antwortet unser Körper zunächst mit Befindlichkeitsstörungen. Die meisten Betroffenen nennen hier Schlafstörungen, Appetitlosigkeit, Nervosität, Kopfschmerzen und Konzentrationsschwäche.

2. **Stufe - Gesundheitsbeeinträchtigung**

Die Symptome werden nun vernehmlicher wahrgenommen, z.B. als rheumatische Beschwerden, Migräne, Tinnitus, Depressionen, starker Allergie-Anfälligkeit sowie Schwächung des Immunsystems und demzufolge häufigerer Infektanfälligkeit.

---

[10] gefährdeten

3. **Stufe - Krankheit**

Ohne Reduzierung der Elektrosmogbelastung kommt es dann häufig zu einer irreversiblen pathologischen[11] Erkrankung, die vielfältiger Art sein kann.

Nach von mir durchgeführten Messungen und der anschließenden Sanierung der belasteten Bezirke durch feldreduzierende Maßnahmen haben sich fast immer Befindlichkeitsverbesserungen ergeben. Signifikante[12] Verbesserungen haben sich bei Stoffwechsel-Erkrankungen gezeigt.

Gefährdungsgrad

Da jeder Organismus spezifisch auf Umweltreize einschließlich der elektromagnetischen Felder reagiert, kann es keinen festen Schwellenwert für das Auftreten von Gesundheitsstörungen geben. Dies verhält sich analog der persönlichen Stressschwelle, die sich ebenfalls äußerst unterschiedlich darstellt. Elektrosmog bewirkt - einfach ausgedrückt - nichts anderes, als den menschlichen Körper in einen künstlichen Stresszustand zu versetzen, der Einfluss auf das endokrine[13] System des Körper hat und dadurch z.B. den Hormonhaushalt (Melatonin!) und den Stoffwechsel verändert und ähnliche Symptome wie Stress auslöst.

Die Entstehung einer Erkrankung durch Elektrosmog hängt neben der Stärke der Belastung auch von der zeitlichen Dauer der Exposition ab. Bei einer starken Belastung mit erheblicher Überschreitung der empfohlenen Richtwerte, kann sich das Erkrankungsrisiko beträchtlich verstärken. Es steigt nach ca. 8 - 10 Jahren bereits stark an und nach einer Zeitdauer von ca. 20–30 Jahren verdreifacht es sich nahezu.

---

[11] krankhaft

[12] bedeutsame

[13] die inneren Drüsen betreffend

Kumulativ[14] wirken zusätzlich individuelle Faktoren, wie Vorbelastungen, Wechselwirkungen, Immunschwäche, Vererbung, usw. Eine zusätzliche Gefährdung stellt auch eine überdurchschnittliche toxische Belastung mit zusätzlichen Umweltgiften und Schadstoffen, wie z.B. Lösungsmitteln, Schwermetallen, Quecksilber, Amalgam, usw. dar.

Grundsätzlich leiden Kinder und Heranwachsende, ältere Menschen und Immunschwache erheblich häufiger und schneller unter den Folgen von Elektrosmog als Menschen mit einer durchschnittlichen gesundheitlichen Konstitution.

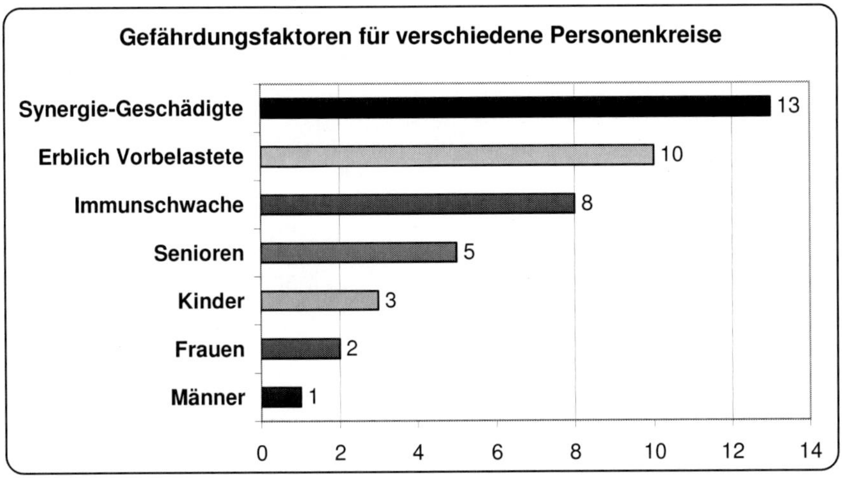

[14] anhäufend

Während wir tagsüber noch selbständig reagieren, und Stress kompensieren können, ist dies während der nächtlichen Regenerationsphase nicht mehr möglich, da die Regulierung des Immunsystems dann nur noch über das vegetative Nervensystem erfolgt und nicht mehr unserem Willen unterworfen ist. Daher ist ein gesunder, feldarmer Schlafplatz eminent wichtig. Dies gilt ganz besonders für empfindliche Personen, wie z.B. Elektrosensible, Kinder und Senioren, da diese deutlich stärker auf die Wirkungen der elektromagnetischen Felder reagieren und damit ein wesentlich höheres Erkrankungspotenzial aufweisen.

Zusammenfassend ist festzustellen, dass elektromagnetische Felder in Abhängigkeit von ihrer physikalischen Größe, und ihrer zeitlichen Einwirkung, den individuellen Stress erhöhen, und dadurch negative körperliche Veränderungen bis hin zu schweren Erkrankungen verursachen können, wenn sie nicht rechtzeitig auf ein verträgliches Maß reduziert werden.

Fairerweise muss ich jedoch feststellen, dass Elektrosmog nur einen Teil der Gesamt-Stress-Belastung im Alltag eines Menschen darstellt, die durch verschiedene weitere Faktoren mit bestimmt wird. Hierzu zähle ich die sozialen Komponenten wie z.B. die persönliche bzw. familiäre Situation, die Situation am Arbeitsplatz, oder auch andere Umweltbelastungen wie Luftqualität, Klima, Lärm und Schadstoffe innerhalb des Wohnumfeldes.

Im Unterschied zu den genannten zusätzlichen Faktoren lassen sich die elektromagnetischen Felder aber durch geeignete, fachmännisch korrekt durchgeführte Maßnahmen relativ leicht reduzieren oder sogar ganz beseitigen, während alle anderen individuellen Stress-Faktoren nur schwer beeinflussbar sind. Dies führt dann zumindest zu einer teilweisen Stress

Reduzierung und schafft dadurch zusätzliche Ressourcen für unser Immunsystem.

Einfach ausgedrückt heißt das: Wenn es gelingt den technischen Stress, der durch Elektrosmog ausgelöst wird zu reduzieren, hat der Mensch ein geringeres Risiko an stressbedingten Gesundheitsstörungen zu erkranken.

7. Medikamente gegen Elektrosmog?

Durch die hohen alltäglichen Umweltweltbelastungen oder aber auch durch krankhafte Störungen des Stoffwechsels können sich in unserem Körper so genannte „Freie Radikale“ bilden. Überwiegend wirken diese von Außen auf unseren Körper ein. Sie sind in Umweltgiften wie Smog, Ozon, in Abgasen oder im Zigarettenrauch enthalten. Aber auch durch die Aufnahme von Nahrung, die bereits freie Radikale enthält, können sich diese in unserem Körper weiter entwickeln. Man unterstellt außerdem, dass sie einen negativen Einfluss auf den natürlichen Alterungsprozess nehmen.
Da Elektrosmog ebenfalls eine spezielle Art der Umweltbelastung darstellt, geht man in Fachkreisen davon aus, dass auch die elektromagnetischen Felder bei der Bildung Freier Radikaler einen erheblichen Einfluss haben könnten.
Im Umkehrschluss würde dies bedeuten, dass eine Reduzierung der Freien Radikalen in unserem Körper die gesundheitlichen Schädigungen durch Elektrosmog verringern würde.
Was hilft nun gegen Freie Radikale?
Antioxidantien sind imstande Freie Radikale zu fangen und zu reduzieren. Sie sind wichtig zur Stärkung unseres Immunsystems und zur Erhaltung der eigenen Abwehrkräfte. Solange dies störungsfrei funktioniert, können Umwelteinflüsse unseren Körper nicht krank machen.
Zu den Antioxidationsmitteln zählt man unter anderem Vitamin C, Vitamin E, Provitamin A, Beta-Karotin sowie das Spurenelement Selen.
Es gibt natürliche Antioxidantien, die wir mit unserer Nahrung zu uns nehmen. Das bekannteste ist sicherlich Vitamin C das in Zitrusfrüchten reichlich vorhanden ist. Innerhalb der Vitamin E Gruppe kommen ebenfalls natürliche Antioxidationsmittel vor. Diese sind vornehmlich in Margarine, in

Pflanzenölen, in Nüssen und Sonnenblumenkernen enthalten. Ganz besonders effektiv wirkt Lycopin das in Tomaten nachgewiesen wurde. Lycopin soll außerdem das Krebsrisiko senken. Weitere natürliche Nahrungsquellen für die zusätzliche Versorgung mit Antioxidantien sind Äpfel, Bananen, Kartoffeln, Bohnen, Kaffee, Tee und Rotwein. Mit den Genussmitteln Kaffee, Tee und Rotwein sollte allerdings bedacht umgegangen werden, da andere Bestandstoffe, wie z.B. der Alkohol als Zellgifte wirken und bei übermäßigem Konsum die positive Wirkung wieder umkehren würden. Andererseits kann man sich - selbst unter Gesundheitsaspekten - nun ruhigen Gewissens auch mal eine Tasse Kaffee, Tee oder ein Glas Rotwein gönnen. Wie meinte schon einer der bekanntesten Urväter unserer Medizin, der Arzt und Philosoph Paracelsus: „..... allein die Dosis macht das Gift".

Nahrungsergänzungsmittel, die im Pharmaziehandel angeboten werden und die unseren Körper mit fehlenden Vitaminen, Mineralstoffen und

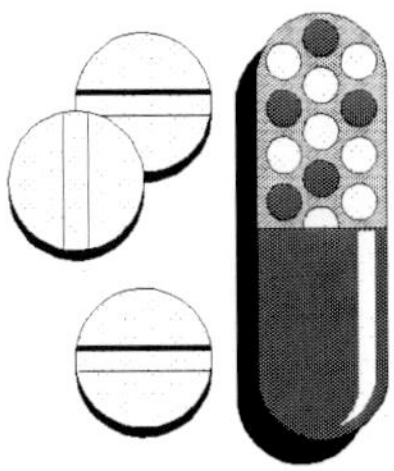

Spurenelementen versorgen sollen, sind in der richtigen Dosierung nach Beratung durch einen Arzt oder Apotheker vielleicht auch ein probates Mittel um dem Körper einen notwendigen Anteil an eigenen Abwehrkräften zurück zu geben.

Selbstverständlich ist die natürliche Aufnahme von Antioxidantien durch abwechslungsreiche Kost von frischem Gemüse und von unbehandeltem Obst vorzuziehen und ein wesentlich besserer Weg als die Einnahme von künstlichen Nahrungsergänzungsmitteln. In den USA allerdings ist die künstliche Korrektur durch Nahrungsergänzungsmittel jedoch bereits seit vielen Jahren üblich, um sowohl die Umweltbelastungen - und dazu gehört auch Elektrosmog - als auch den Alterungsprozess, positiv zu beeinflussen.

Um keine Missverständnisse aufkommen zu lassen: Mit der Einnahme von Antioxidationsmitteln sind die nachteiligen gesundheitlichen Auswirkungen der elektromagnetischen Felder nicht einfach kompensierbar. Eventuell können Antioxidantien diese Wirkungen aber verringern. In Verbindung mit der notwendigen technischen Reduzierung der Elektrosmogbelastung und einer gesünderen Ernährung sind Antioxidationsmittel möglicherweise in der Lage unser Immunsystem zu unterstützen.

8. Grenzwerte unter der Lupe

A. Grenzwerte für die Niederfrequenz

Haustechnik - Allgemeine Energieversorgung der VNB[15]

Beim Vergleich der international gültigen Richt- und Grenzwerte ist festzustellen, dass diese teilweise eklatant differieren. Während manche Staaten für den privaten Bereich weder Richt- noch Grenzwerte festlegen, unterscheiden sich diese in anderen Ländern der Erde teilweise um mehr als den **Faktor 100!** Dies gilt beispielsweise für die verschiedenen Bundesstaaten der USA, als auch für die ehemaligen Mitgliedsstaaten der Sowjetunion.

Weltweit vergleichsweise niedrig liegen z.B. Italien, Österreich, die Schweiz, , Lichtenstein, Polen, Russland und China. Aber auch Belgien, Australien, Neuseeland, Schweden und Finnland haben deutlich niedrigere Werte als Deutschland. In einigen dieser Staaten ist für die Genehmigung von neuem Wohnraum sogar der Nachweis über die Einhaltung der gültigen (niedrigen!) Grenzwerte erforderlich. Leider sind in Deutschland, global betrachtet, mit die höchsten Werte zulässig.

Eine der wohl bekanntesten wissenschaftlichen Studien der Welt über die Auswirkung von magnetischen Wechselfeldern, die über einen Zeitraum von mehr als zwanzig Jahren in den USA durchgeführt wurde, kommt zu dem Schluss, dass sich das Leukämie-Risiko für Kinder fast verdreifacht, wenn der Wert für die magnetische Feldstärke im Bereich der Netzfrequenz (50 Hz / 60 Hz) auf **0,3 Mikro-Tesla** steigt.

Der in Deutschland zulässige gesetzliche Grenzwert beträgt derzeit allerdings **100 Mikro-Tesla!**

---

[15] Verteilungsnetzbetreiber

Die Grenzwerte wurden ursprünglich für den Arbeitsschutz geschaffen und bezogen sich auf Gefahrenbereiche bzw. Bereiche mit erhöhter Exposition. In diesen besonders belasteten Bereichen muss Schutzkleidung getragen werden und die Aufenthaltsdauer wird eingeschränkt. Diese Bereiche müssen durch Warnschilder und Absperrungen gekennzeichnet werden.
Der Expositionsbereich 1, der für die Allgemeinbevölkerung geschaffen wurde, betrifft die Bereiche in denen mit einer Dauerexposition gerechnet werden muss, also z.B. alle Wohn- und Büroräume, Freizeiteinrichtungen, und auch Schulen und Kindergärten.
Für Schlaf- und Ruheplätze gibt es deutschlandweit keine besonderen festen Grenzwerte, bestenfalls viel zu hoch angesetzte Empfehlungen, die immerhin in den letzten Jahren mehrfach herabgestuft wurden. Aufgrund meiner Erfahrungen darf für Schlafplätze bei magnetischen Wechselfeldern ein Grenzwert von höchstens **0,2 Mikro-Tesla** und für elektrische Wechselfelder von **10 V/m** gelten. Die Empfehlungen vieler Baubiologen liegen noch unter diesen Werten sind jedoch nach meiner Erfahrung in der heutigen technisch orientierten Zeit kaum noch realisierbar.

NF-Grenzwerte im Vergleich (Allgemeine Elektrizitätsversorgung - Haustechnik)

Quelle	Elektrisches Feld V/m	Magnetisches Feld µT	Bemerkung
Bundes-Immissionsschutz Verordnung von 1997 (26. BImSchV) Berufsgenossenschaft Unfall-Verhütung Vorschrift BGV B 11	5.000 V/m / 50 Hz	100 µT / 50 Hz	Für ortsfeste Anlagen (Freileitungen, Transformatoren, Umspannwerke) Für Arbeitsplätze Expositionsbereich 2
König/Folkerts	50 V/m	1 µT	„Elektrischer Strom als Umweltfaktor" 1997
TCO Empfehlung	< 10 V/m	< 0,2 µT	Für Bildschirme
Standard Baubiologischer Messtechnik 2003	10 V/m - tagsüber 1 V/m - nachts	0,10 µT tagsüber 0,02 µT nachts	SBM 2003
Bundesverband gegen Elektrosmog e.V.	10 V/m - tagsüber 1 V/m - nachts	0,10 µT tagsüber 0,02 µT nachts	Analog SBM 2003
Harald Moritz	10 V/m 20 V/m 30 V/m	< 0,10 µT < 0,20 µT < 0,30 µT	Für Schlafplätze Für Ruheplätze Für Arbeitsplätze

B. Grenzwerte für die Hochfrequenz

Mobilfunk, DECT-Telefon, Radio, Fernsehen, Funk

Die gesundheitlichen Auswirkungen der hochfrequenten, periodisch gepulsten Mobilfunkstrahlung werden zurzeit besonders kontrovers diskutiert.

Während jeder Besitzer die Nutzungszeit seines Handys selbst bestimmen kann, müssen wir die Belastungen durch die Mobilfunk-Sendestationen rund um die Uhr ertragen. Und auch die Basisstationen vieler Hersteller von Schnurlostelefonen nach dem DECT-Standard strahlen 24 Stunden am Tag, unabhängig davon ob telefoniert wird oder nicht.

Die aktuell gültigen gesetzlichen Grenzwerte in Deutschland für den Hochfrequenzbereich der elektromagnetischen Wellen sind in der 26. Bundes-Immissionsschutz-Verordnung festgelegt. Diese stammt allerdings schon aus dem Jahr 1996. Demzufolge konnte sie auch nur die Forschungsergebnisse bis zu diesem Zeitpunkt berücksichtigen. Gerade in den letzten Jahren wurden allerdings verschiedene Studien abgeschlossen, die zu dem Resultat kamen, dass Elektrosmog gesundheitliche Beeinträchtigungen verursachen kann. Exemplarisch sei hier noch einmal die „Reflex-Studie" unter der Projektleitung von Prof. Franz Adlkofer, Berlin, aus dem Jahr 2003 genannt, die eine Schädigung menschlichen Erbguts bei „in vitro"[16] Versuchen dokumentiert. Dies kann folglich zur Entstehung von Krebserkrankungen führen. Bei der Definition der Grenzwerte der Bundes-Immissionsschutz-Verordnung wurden überdies nur thermische Wirkungen der elektromagnetischen Strahlung zu Grunde gelegt und keinerlei Langzeitschäden berücksichtigt. Bei der Festlegung der Grenzwerte berücksichtigt die deutsche Strahlenschutzkommission ferner

[16] Im Reagenzglas

nur Gesundheitsstörungen, für die es einen bestätigten wissenschaftlichen Nachweis gibt.

Bei den Grenzwerten für Mobilfunkstrahlung ist analog der Grenzwerte der allgemeinen Elektrizitätsversorgung für Hausinstallationen festzustellen, dass in Deutschland wiederum fast die höchsten Grenzwerte zulässig sind, an denen sich die Netzbetreiber der Mobilfunknetze wie z. B. T-Mobile, Vodafone, O2 oder E-Plus orientieren. Die Werte in Italien, Liechtenstein, Polen und Russland betragen nur Bruchteile, und zwar 1/50, der Wert in der Schweiz 1/125, der in Österreich meist nur 1/500 des deutschen Grenzwertes. Unsere deutschen Verbraucherzentralen empfehlen nur 1/500 und Ökotest gar nur 1/5000 des aktuellen deutschen Wertes als gesundheitlichen Vorsorgewert anzusetzen.

Zur Aufrechterhaltung der physikalisch notwendigen Betriebsbereitschaft von Mobilfunknetzen und für den Planungspegel mit dem die Netzbetreiber

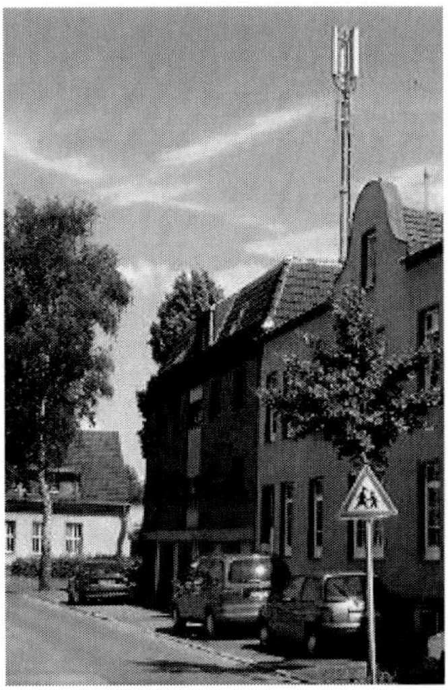

arbeiten, ist nur ein Bruchteil der zulässigen Maximalbelastung notwendig. Dies lässt sich unter Berücksichtigung der Topographie[17] und durch den Einsatz von moderner Computer-Software realisieren. Diese berücksichtigt dabei alle Umweltbedingungen wie die Wetterlage, die Reflexionen der benachbarten Gebäude, usw. und berechnet die technisch notwendige Leistung dann dreidimensional. Diese Technik wird bereits in verschiedenen Funkzellen der

[17] geografische Lage

bayerischen Landeshauptstadt München, sowie in einigen unserer Nachbarstaaten, beispielweise in Italien, in Österreich und in der Schweiz erfolgreich umgesetzt.
Wien, die Hauptstadt Österreichs, vermietet seit 2001 nur noch Standorte für Mobilfunkanlagen auf städtischen Gebäuden an Netzbetreiber, die sich verpflichten ihre Basisstationen mit dem drastisch reduzierten Vorsorge-Grenzwert von 10 mW/m^2 zu betreiben.
Nach meiner Meinung ist es auch eine Verpflichtung aller Verantwortlichen, die an der Meinungsbildung über die gesundheitlichen Auswirkungen der elektromagnetischen Strahlung beteiligt sind, die Verbraucher über den Fortschritt unabhängiger Forschungsstudien zu unterrichten. Dabei sollte unbedingt auch immer der internationale Vergleich herangezogen werden. Vermutlich wird es ja in absehbarer Zeit eine europäische Harmonisierung geben, die dann nach meiner Meinung sogar zu einer Anhebung der deutschen Grenzwerte führen könnte.
Die nachstehende Tabelle gibt einen Überblick über verschiedene internationale Grenzwerte und stellt jeweils das Verhältnis zum gültigen Wert der Bundes-Immissionsschutz-Verordnung dar. Da diese Grenzwerte jedoch ständig diskutiert und angepasst werden, kann die Aktualität dieser Angaben nicht garantiert werden.

HF-Grenzwerte im Vergleich (Mobilfunkstrahlung)

Quelle	Leistungs-flussdichte W/m^2	Faktor	Bemerkung
Bundesimmissionsschutz Verordnung von 1997 (26. BImSchV)	5	1	Beispiel: D-Netz (900 MHz)
Italien*, Lichtenstein, Polen, Russland, China	0,1	1/50	* Gebäude in den Menschen sich länger als 4 Std. aufhalten
Schweiz allgemein, Schweiz für Orte mit empfindlicher Nutzung	0,07 (0,04)	1/71 1/125	Für D1 und D2 900 MHz und 1800 MHz
ECOLOG – Institut, Verbraucher-Zentrale, Wien für öffentliche Gebäude	0,01	1/500	
Salzburger Konferenz, BUND Vorsorgewert, Öko - Test (1999)	0,001	1/5000	
SBM 2003 SBM 2003	0,0000001 0,000005	1/50.000.000 1/100.000	Schwache Anomalie Starke Anomalie
Harald Moritz	0,001	1/5000	Anlehnung an BUND, Salzburger Resolution und Öko-Test

9. Schutz vor elektromagnetischen Feldern

Wie bereits ausgeführt, entstehen besonders starke EMF, wenn es sich um hohe Spannungen, wie z.B. bei Hochspannungsleitungen, Umspannwerken und Trafostationen oder um hohe Stromstärken (bei Transformatoren,

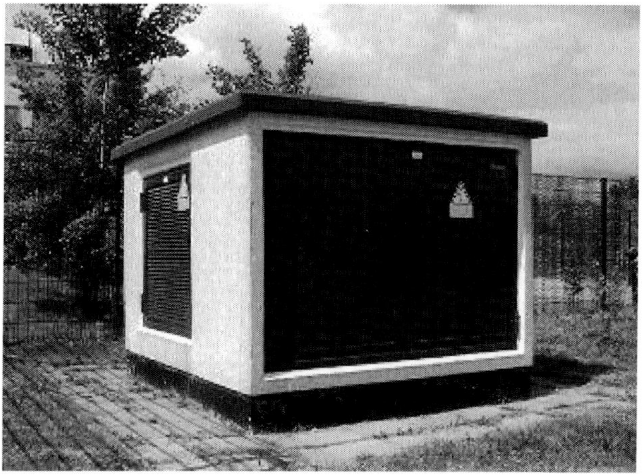

Kompakt - Trafostation

Motoren, Niedervolt-Lichtsystemen, elektrischen Warmwasser- oder Heizgeräten) handelt, oder die Geräte einschließlich der dazugehörigen Leitungen körpernah betrieben werden. Da sich die Felder jedoch mit zunehmender Distanz sehr rasch abbauen, ist ausreichender Abstand die beste, einfachste und preiswerteste Schutzmaßnahme, sofern diese Möglichkeit besteht!

Was ist nun aber ausreichend?

Selbstverständlich müssen zu Hochspannungsleitungen größere Abstände eingehalten werden, als zu den Leitungen innerhalb der Elektroanlage im Haus oder am Arbeitsplatz.

A. Freileitungen

Die Lage eines Hauses oder einer Wohnung ist definiert und von den Bewohnern nicht mehr zu beeinflussen. Freileitungen, egal ob es sich hierbei um Niederspannung (bis 1000 V), Mittelspannung (bis 30 kV) oder Hoch- und Höchstspannungsfreileitungen (bis 400 kV) handelt, haben zwangsläufig hohe elektrische und magnetische Feldstärken zur Folge. Diese werden von der Topographie und der Bebauung beeinflusst.
Es gibt außerdem noch weitere Faktoren, die für die Ausbreitung der elektromagnetischen Felder verantwortlich sind.

Hierzu zählen:

- Art und Abmessungen des eingesetzten Mastes.
- Anordnung der Drähte zueinander, da sich die Magnetfelder der Außenleiter, abhängig von ihrer Anordnung zueinander, stark beeinflussen.
- Die Höhe der Drähte über dem Bezugs- / Messpunkt, da sich Feldstärken sehr rasch (ungefähr quadratisch) abbauen.
- Die elektrische Spannung
- Die elektrische Stromstärke

Die **magnetischen Felder** verhalten sich proportional zur augenblicklichen Stromstärke und sind belastungsabhängig. Sie werden von der Bebauung und anderen Faktoren nur unwesentlich beeinflusst. Die **elektrischen Felder** verhalten sich proportional der elektrischen Spannung und werden von der Topographie, der Bebauung und den Umweltbedingungen (z.B. den Witterungsverhältnissen) stark beeinflusst. Die nachstehende Tabelle gibt einen Überblick über (sehr überschlägig ermittelte) Sicherheitsabstände zu Freileitungen unter baubiologischen Aspekten. Die genaue Beurteilung der gesundheitlichen Gefährdung bedingt immer eine exakte Feldstärkemessung, am besten, über einen längeren Zeitraum von beispielsweise 24 bis 72 Stunden.

Tabelle über vorsorgliche Sicherheitsabstände zu Hochspannungsleitungen

Angenommene Empfehlung		Sicherheits-Abstand – Überschlägig ermittelt (m)		
Feld – Art	**Wert**	**20 kV**	**110 kV**	**380 kV**
E-Feld Freiland	50 V/m	75 m	100 m	300 m
E-Feld Bebaute Lage	50 V/m	25 m	50 m	150 m
Magnet-Feld 50 A Belastung	0,1 µT	50 m	100 m	100 m
Magnet-Feld 500 A Belastung	0,1µT	100 m	150 m	200 m

Wie aus der obigen Tabelle zu entnehmen ist, hängt der erforderliche Sicherheitsabstand zu einer Freileitung in erster Linie von der Höhe der Spannung, von der augenblicklichen Strombelastung und von der Ausbreitungsmöglichkeit der elektrischen Felder aufgrund der Topographie und Bebauungssituation ab. Demzufolge kann nach meiner Erfahrung ein Abstand von 300 m in jedem Fall als ausreichend angesehen werden. Auch kürzere Abstände sind manchmal unbedenklich, da fast kein Objekt völlig frei liegt und die Abschirmung bzw. die Ableitung zur Erde über die eigene Bausubstanz, bei der Berechnung der elektrischen Feldstärke noch einzubeziehen ist. Magnetische Felder durchdringen Baumaterialien nahezu ungehindert und ungedämpft. Da die Magnetfelder abhängig sind von der augenblicklichen Netz-Auslastung durch angeschlossene Verbraucher, ändert sich diese bei den Hochspannungsleitungen im Tageszyklus ständig. Die dadurch entstehenden Spitzen sind gesundheitlich als besonders riskant einzustufen.

Praxisbeispiel – Berücksichtigung einer 110 kV Freileitung

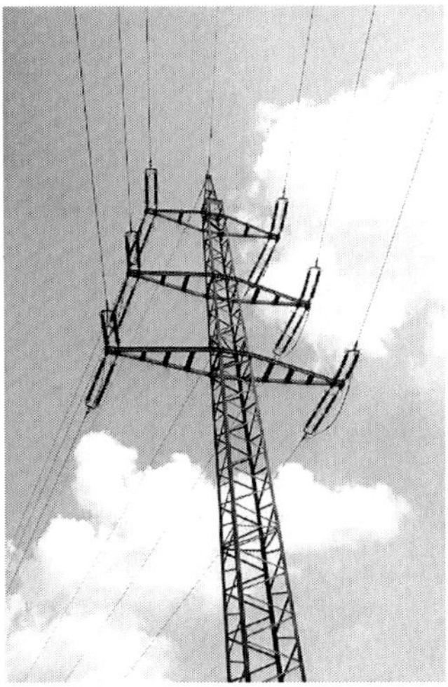

Im Frühjahr 2004 habe ich in einer eigenen Studie die Ausbreitung der magnetischen Felder bei einer 110 kV Hochspannungsfreileitung untersucht. Zu verschiedenen Tageszeiten und folglich auch unterschiedlichen Lastverhältnissen wurden Messungen der magnetischen Flussdichte in genau definierten Abständen zwischen 0 m und 100 m von der untersuchten 110 kV Hochspannungstrasse durchgeführt. Als Grenzwert wurde nach dem Standard der baubiologischen Messtechnik 0,1 µT (Mikro-Tesla) festgelegt. Wie der nachstehenden Grafik über die Durchschnittswerte meiner Messungen zu entnehmen ist, erreichte die magnetische Flussdichte im Abstand von 5 Metern zur Trasse ihren Höchstwert und nahm dann beinahe linear ab. Erstaunliches Ergebnis dieser Studie war, dass trotz überaus unterschiedlicher Ausgangswerte unmittelbar unter der Trasse, sich ab einem Abstand von ca. 20 m, die unterschiedlichen Messkurven fast konvergent[18] entwickelten. Damit waren die ungleichen Ausgangswerte also nicht mehr unbedingt relevant. Die Grafik stellt die Durchschnittswerte aller Einzelmessungen dar. Bei dem angenommenen Vorsorgewert von 0,1 µT ergibt sich bei diesem Praxisbeispiel ein Sicherheitsabstand von über 100 m – allerdings nur unter Bewertung der magnetischen Feldstärke.

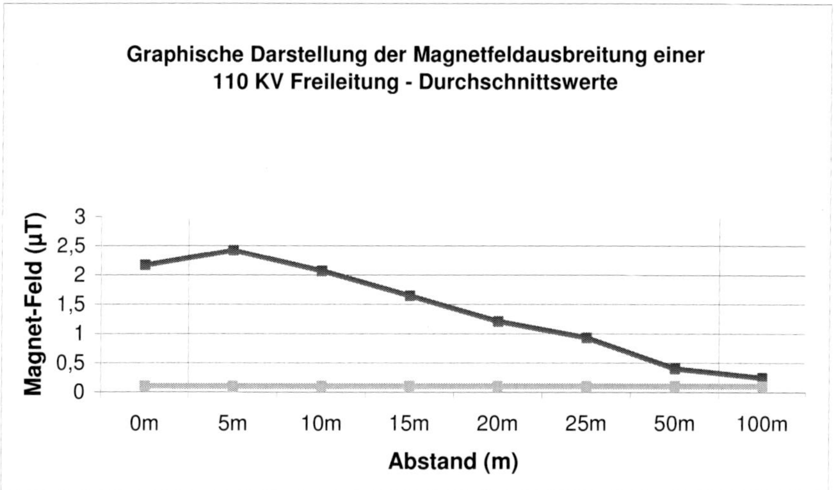

[18] übereinstimmend

Zeitliche Exposition

Ein weiterer bedeutender Aspekt für die gesundheitlich / biologische Wirkung der elektromagnetischen Felder auf unseren Organismus ist die Einwirkzeit auf den Körper. Die gesundheitliche Schädigung nimmt mit der Dauer der Exposition permanent zu. Da der Zeitfaktor jedoch in der Regel kaum beeinflussbar ist, außer beispielweise bei der Nutzung des eigenen Mobiltelefons, der Bluetooth-System-Komponenten und vielleicht noch bei der persönlichen WLAN-Nutzung, gehe ich hierauf nicht weiter ein.
Allerdings ist es für die biologische Wirkung ganz entscheidend, ob man sich bewegt, oder in einer gleichbleibenden Lage, z.B. im Bett befindet.

B. Im Schlafraum

Für die nächtliche Regeneration ist ein gesunder Schlafplatz von Ausschlag gebender Bedeutung. Daher sollte dieser Bereich unbedingt feldarm sein. Da elektromagnetische Felder mit zunehmenden Abstand zur Quelle sehr schell abnehmen, ist von normalen elektrischen Geräten und Leitungen im Schlafzimmer, als Faustregel, bereits ein Abstand von ca. 0,7 - 1 Meter als ausreichend anzusehen.
Von Leitungen, die bereits in der Wand verlegt sind, kann jedoch meistens kein ausreichender Abstand eingehalten werden. Deshalb müssen hier häufig alternative Maßnahmen durchgeführt werden.
Dabei bieten sich zur Ableitung der elektrischen Felder, industriell gefertigte Abschirmmaterialien unterschiedlichster Art an, die heute einen hohen Qualitätsstandard besitzen. Dies können elektrisch leitfähige Abschirm-Anstriche, Folien, Vliese oder sogar Tapeten und Vorhänge mit einem hohem Dämpfungsfaktor sein. Diese Abschirmprodukte sind entweder für niederfrequente oder hochfrequente EMF (Mobilfunk, usw.) konzipiert. Um ihre Wirksamkeit zu gewährleisten, müssen sie geerdet, und mit dem Schutzleiter (PE) der elektrischen Anlage verbunden werden. Aus Sicherheitsgründen und zur Einhaltung der elektrischen Schutzmaßnahme sind hier zusätzliche elektrische Schutzeinrichtungen (FI-Schutzschalter, RCD) erforderlich, die ein Auftreten gefährlicher Körperströme bei unfachmännisch ausgeführten Abschirm-Maßnahmen verhindern. Diese Maßnahmen müssen durch einen Elektrofachmann ausgeführt werden!

Die meisten Abschirmprodukte reduzieren nur elektrische - und keine magnetischen Felder!

Verlängerungskabel, Mehrfachsteckdosen, usw. haben im Bettbereich nichts zu suchen. Wenn ausnahmsweise darauf nicht verzichtet werden kann, bietet die Industrie spezielle abgeschirmte Ausführungen an.
Wegen der unmittelbaren Nähe zum Körper, führen Heizdecken, die Heizungen von Wasserbetten und Matratzen, sowie die Stellmotore von elektrisch verstellbaren Lattenrosten zu Feldstärken, die häufig denen unmittelbar unter einer Hochspannungsleitung gleichen und diese sogar noch übertreffen können! Daher sollte darauf völlig verzichtet werden, oder aber während der Nacht die Stromversorgung allpolig getrennt werden. Kein vernünftiger Mensch käme auf die Idee, seinen Schlafplatz unmittelbar unter einer Freileitung einzurichten.
Viele elektrische Geräte, wie z.B. Fernsehgeräte, HIFI-Anlagen und SAT-Receiver verfügen über Stand-by-Schaltungen, die das Gerät betriebsbereit halten und demzufolge auch einen Stromfluss zur Folge haben. Deshalb müssen diese Geräte nachts ebenfalls vom Netz getrennt werden, um Emissionen zu vermeiden. Dies hat, nebenbei bemerkt, bei konsequenter Anwendung auch den Aspekt einer nicht unerheblichen Energieeinsparung und Kostenersparnis, die in einem Vier-Personenhaushalt bei mehreren Geräten (TV, HiFi-Anlage, SAT-Receiver, Video bzw. DVD-Player, usw.) durchaus ca. 100 EURO pro Jahr ausmachen kann. Diese Problematik wurde von den meisten Geräteherstellern mittlerweile erkannt und auch umgesetzt. Moderne Geräte der Unterhaltungselektronik, wie z.B. Fernsehgeräte, SAT-Receiver und HIFI-Anlagen haben nur noch einen sehr geringen Stand-by-Verbrauch und sind dadurch erheblich wirtschaftlicher. Außerdem reduziert sich deshalb auch der Gefährdungsbereich durch die elektromagnetischen Felder ganz deutlich. Trotzdem rate ich dazu, auch diese Geräte nachts grundsätzlich auszuschalten.

Im Kinderzimmer

Wie bereits erwähnt, gehören Kinder und Jugendliche zu den Risikogruppen, die besonders empfindlich auf elektromagnetische Felder reagieren. Daher ist die Wahl des richtigen Schlafplatzes für Kinder ganz besonders wichtig, damit sie sich ungestört körperlich entwickeln können. Hier sind Kontrollmessungen sicher angebracht.

Selbstverständlich gelten für Kinderzimmer die Hinweise des vorigen Kapitels genau so. Bei Kleinkindern werden zur Sicherheitsüberwachung manchmal **Babyphons** eingesetzt. Auf den Einsatz dieser Geräte sollte aus gesundheitlicher Sicht verzichtet werden. Falls dies nicht möglich ist, sind sie nur über einen großen Abstand zum Kinderbett (mindestens 2 m) zu betreiben und bei Nichtbenutzung stets auszuschalten. Im übrigen differiert die elektromagnetische Strahlung dieser Geräte sehr stark. Dies wurde schon mehrfach von der Zeitschrift "ÖKOTEST" festgestellt. Zum Glück gibt es inzwischen immer mehr Produkte, die strahlungsarm arbeiten. Dies sollte für gesundheitsbewusste Eltern immer das entscheidende Kaufkriterium darstellen. Strahlungsarme Geräte sind häufig mit einem Umweltzeichen („Blauer Engel“) gekennzeichnet.

C. Netzfreischaltung

Stromkreise von Schlafräumen können nachts durch automatische Netzfreischalter (Netzabkoppler / Feldfreischalter) von der Netzversorgung komplett getrennt werden. Deshalb können während der Abschaltphase erst gar keine elektromagnetischen Felder auftreten. Durch diese Maßnahme sind dann auch keine zusätzlichen Abschirm-Maßnahmen mehr notwendig.

Dies funktioniert allerdings nur, wenn sich in diesen Stromkreisen keine Dauer-Verbraucher befinden. Hierzu zählen z.B. elektrische Schaltuhren, Klingeltransformatoren, SAT-Receiver sowie alle Geräte die sich im Stand-by-Betrieb befinden, aber auch Gefahrenmeldeanlagen, Steuerungs- und Bus-Systeme.

Häufig werden Netzfreischalter von Elektrofirmen als Allheilmittel empfohlen und eingebaut, weil diese mittlerweile in Technikerkreisen recht bekannt sind, von den meisten Elektrogroßhandlungen vertrieben werden und natürlich auch ein attraktives Zusatzangebot an gesundheitsbewusste Kundengruppen darstellen. Dies ist durchaus legitim und sinnvoll, wenn die Geräte richtig eingesetzt und ihre Funktion bzw. deren Automatikbetrieb durch den Techniker, der sie eingebaut hat, auch überprüft wird. Der Kunde als Betreiber der elektrischen Anlage muss über die Funktion unterrichtet werden, damit er die Freischaltung jederzeit selbst überprüfen kann. Das hochwertigste Gerät nützt nichts, wenn es seine Funktion nicht erfüllt. Ich habe bereits – man soll es kaum glauben – bei mehreren Kunden Geräte überprüft, die bereits vor Jahren installiert wurden und die noch niemals funktioniert haben, weil dies technisch nicht möglich war. Grund hiefür waren Dauerstromverbraucher, die als solche nicht erkannt wurden.

Ein probates Mittel zur Funktionskontrolle des Freischalters ist ein einfaches Babynachtlicht, das in eine gut sichtbare Steckdose des freigeschalteten Stromkreises eingesteckt wird. Wenn der Freischalter abgeschaltet hat, muss das Babylicht ebenfalls ausgehen. Ein kurzer Kontrollblick vor dem Schlafgehen verschafft damit Sicherheit über die störungsfreie Funktion.

Ich gebe weiterhin zu bedenken, dass Freischalter nur dann Sinn machen, wenn die elektromagnetischen Felder ausschließlich aus dem Stromkreis des dann abgeschalteten Raumes, z.B. des Schlaf- oder Kinderzimmers resultieren. Dies ist in der Praxis allerdings nur sehr selten der Fall, da Leitungen, die andere Stromkreise versorgen, häufig ebenfalls in der Wand, der Decke oder im Fußboden des Schlafraumes verlegt sind. Diese führen dann trotz Freischaltung zu einer oft nicht unerheblichen Restbelastung an Elektrosmog und müssten dann zusätzlich abgeschirmt oder ebenfalls freigeschaltet werden.

Vor dem Einbau eines Freischalters muss unbedingt eine Messung der verbleibenden Feldstärke durchgeführt werden, um die Effizienz der Freischaltung zu gewährleisten. Ein Haus oder eine Wohnung dürfen auch nicht isoliert betrachtet werden. Sie werden von den elektromagnetischen Feldern benachbarter Häuser oder Wohnungen, der Straßenbeleuchtung, von Ampelsteuerungen, von Freileitungen und allen weiteren Einrichtungen der Netzversorgung ebenfalls zusätzlich belastet.

Bei Verwendung von Freischaltern sind aus Gründen der elektrischen Sicherheit Fehlerstromschutzschalter (RCD) für diese Stromkreise vorzusehen.

Die nachstehenden Abbildungen zeigen ein Netzfreischaltrelais und die Funktionsskizze des Gerätes.

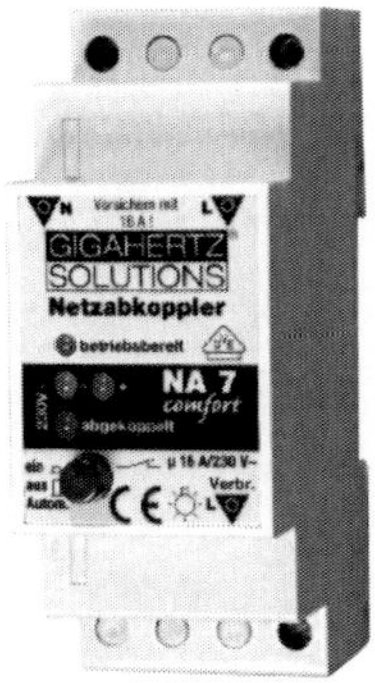

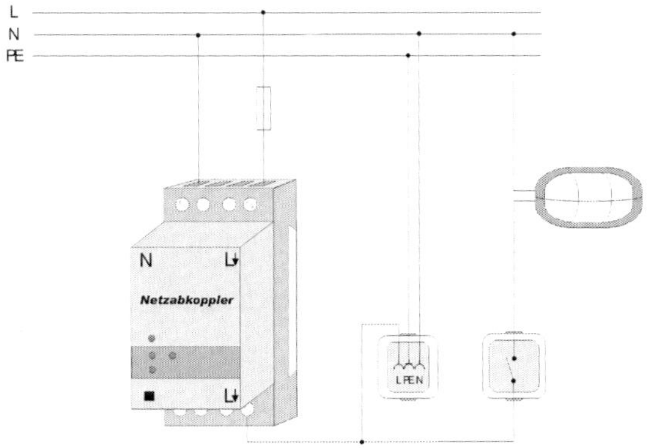

Netzfreischaltrelais **Funktionsskizze - Netzfreischaltrelais**

D. Im Büro

Durch moderne Kommunikationstechnik, intensive Vernetzung und hohen Energiebedarf ist die Elektrosmog-Belastung in einem modernen Büro natürlich erheblich höher als in einem Wohn- oder Schlafraum. Daher klagen immer mehr Menschen auch am Arbeitsplatz über gesundheitliche Probleme wie Kopfschmerzen, Rückenschmerzen, Nervosität, usw.

Die Nähe der Kommunikationstechnik zum Körper lässt sich häufig nicht vermeiden, so dass auch hier, besonders für elektrosensible Menschen, geeignete Schutzmassnahmen ergriffen werden müssen.

Grundsätzlich gilt bei der Vernetzung von PC die dringende Empfehlung, drahtgebundene Systeme vorzuziehen. Drahtlose WLAN[19] Systeme, die in der heutigen Zeit immer häufiger eingesetzt werden, kommunizieren per hochfrequenter Funkverbindung miteinander. Diese ist meist langsamer, störungsanfälliger, leichter von außen „anzuzapfen“ und natürlich von der gesundheitlichen Seite bedenklicher. In einem nachfolgenden Kapitel werde ich die drahtlose WLAN Technik noch genau beschreiben.

PC-Monitore sollten stets als strahlungsarme Geräte ausgelegt, und mindestens dem MPR-(2) Standard oder der TCO Norm entsprechen. Bei einem vernünftigen Abstand zum Bildschirm gelten diese dann als unbedenklich. Zu beachten ist jedoch, dass konventionelle Monitore seitlich und zur Rückseite relativ hohe Magnetfelder abstrahlen. Daher muss auch hier ausreichender Abstand eingehalten werden.

Wenn moderne Monitore heute als strahlungsarm einzustufen sind, gilt dies allerdings nicht für die Anschlussleitungen dieser Geräte. Diese weisen teilweise sogar eine Art Antennenwirkung auf und übertragen dadurch

[19] Wireless-Local-Area-Network

schädliche Felder auf ihre Nutzer. Wirksame Abhilfe schaffen hier abgeschirmte Netzzuleitungen.

Flachbildschirme (TFT - Monitore) strahlen auf Grund Ihrer Technik wesentlich geringer als konventionelle Geräte und sind daher aus gesundheitlichen Gründen zu bevorzugen. Außerdem sind sie nicht so anfällig gegenüber elektromagnetischen Einflüssen, die von außen auf die Geräte einwirken.

PCs, und hierbei insbesondere der Prozessor und zusätzliche Steckkarten, strahlen selbst auch noch starke hochfrequente Felder ab. Größtmöglicher Abstand vom Rechner und die Vermeidung unnötiger Stand-by Zeiten sind hier der einfachste Schutz.

Die höchsten magnetischen Feldstärken entstehen nach meiner Erfahrung durch angeschlossene Drucker. Am privaten PC-Einzel-Arbeitsplatz kann ein einfacher zweipoliger Zwischenschalter Abhilfe schaffen. Damit kann man den Drucker dann nur für den eigentlichen Druckvorgang einschalten. Durch diese Maßnahme wird auch ein relativer hoher Stand-by-Verbrauch von elektrischer Energie reduziert (Kostenersparnis). Im Businessbereich sollten die Standorte für Drucker nicht in unmittelbarer Nähe zu Arbeitsplätzen geplant werden, sondern mit mindestens 1 m Abstand zu den Aufenthaltsorten von Personen.

Den (theoretisch) besten Schutz vor niederfrequenten elektrischen Feldern bieten Kontaktarmbäder in Verbindung mit Erdungsableitungen, wie sie unter Laborbedingungen manchmal eingesetzt werden. Allerdings ist diese Form des Arbeitsschutzes nicht praxisgerecht und auch nur äußerst unkomfortabel zu handhaben, da die Armbänder bei jeder Aufnahme und Unterbrechung der Arbeit an- bzw. abgelegt werden müssen. Diese Maßnahme ist nur passend bei besonders sensiblen Einsatzorten, wie man sie z.B. an Laborarbeitsplätzen vorfindet. Die Verbindung mit Erdpotenzial kann aber auch dazu führen, dass die nun „sauber" geerdete Person durch die bessere Verbindung noch einer höheren elektrischen Feldstärke ausgesetzt ist.

Korrekt geerdete Ableitmatten (Anti-Statik-Matten) als Bodenmatte oder Tischmatte unter einem PC-/Bildschirmarbeitsplatz führen genau so zu brauchbaren Ergebnissen und zu einer Reduzierung der elektrischen Feldstärke. Deren Einsatz macht jedoch nur Sinn, wenn die Emissionen auch tatsächlich nur von unten kommen. Ansonsten könnten sie die Belastung sogar noch erhöhen.

Die Art der Leitungsverlegung hat einen hohen Einfluss auf die elektrischen Felder. Bei Neuanlagen macht es Sinn abgeschirmte Kabel und Leitungen zu verwenden. Eine spätere Abschirmung ist deutlich aufwändiger. Bei nachträglichen Sanierungen empfiehlt sich die Verlegung der vorhandenen Leitungen in geerdeten metallischen Kabelkanälen oder Metallrohren, um elektrische Felder zu minimieren.

Dabei sollten allerdings auch die Steckdosen und Steckdosenleisten in die Maßnahme mit einbezogen werden um die Effizienz zu steigern.

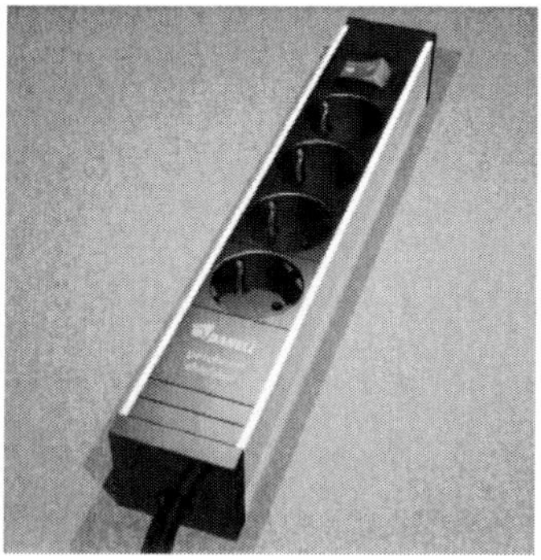

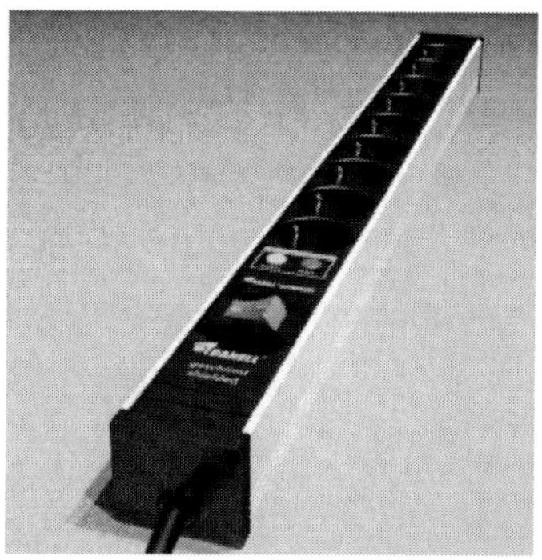

Geschirmte VDE-Steckdosenleisten – Fotos: Danell

Die Wirksamkeit verschiedener einfacher Abschirm-Maßnahmen ist den beiden nachstehenden Tabellen zu entnehmen, die einige Versuche an einem „normalen“ privaten PC-Arbeitsplatz dokumentieren.

Versuche zur Reduzierung der Elektrosmogbelastung an drei PC-Arbeitsplätzen

Elektrische Feldstärke in V/m (Volt/Meter)					
	Ohne Schutzmaßnahmen	Mit abgeschirmter Leitung		Mit Ableitmatte	
Versuch 1	80 V/m	71 V/m	-11%	36 V/m	-55%
Versuch 2	122 V/m	102 V/m	-16%	60 V/m	-51%
Versuch 3	211 V/m	184 V/m	-13%	108 V/m	-49%

Körperspannung in mV (Milli-Volt)					
	Ohne Schutzmaßnahmen	Mit abgeschirmter Leitung		Mit Ableitmatte	
Versuch 1	800 mV	712 mV	-11%	87 mV	-89%
Versuch 2	1204 mV	915 mV	-14%	98 mV	-92%
Versuch 3	2337 mV	2036 mV	-13%	131 mV	-94%

Die Versuche zeigen, dass nach der Durchführung geeigneter, einfacher und kostengünstiger Schutzmaßnahmen, am Arbeitspatz eine Reduzierung der Belastungen bei der elektrischen Feldstärke von ca. 50% und bei der Körperspannung sogar von ca. 90% leicht realisierbar sind!
Objektiv sollte nur die elektrische Feldstärke betrachtet werden. Die Messverfahren zur Körperspannung sind technisch nicht mehr zeitgemäß und daher ungeeignet. Da diese Messung auf einer Erdung der Messperson basiert, werden hierbei die Messwerte stark verfälscht. Außerdem treten sehr hohe spezifische Messabweichungen auf. Ich habe diese Messungen nur zusätzlich, ergänzend durchgeführt, damit ein Vergleich mit anderen (baubiologischen) Veröffentlichungen möglich wird. Leider führen manche Baubiologen Körperspannungsmessungen auch heute noch durch, obwohl Vorgehensweise, Fehlerquote und Messabweichungen als nicht mehr akzeptabel gelten.

E. Bei Neu-Installationen

Neben den bereits beschriebenen Schutzmaßnahmen für Schlafräume kann bei Neuanlagen durch fachkundige Planung und durch den Einsatz der heutigen technischen Möglichkeiten eine Elektro-Anlage realisiert werden, die baubiologisch unbedenklich ist, und eine auf ein Minimum reduzierte Elektrosmogbelastung ergibt.
Dies geschieht grundsätzlich durch drei Maßnahmen, die in der Praxis häufig kombiniert werden:

Feldvermeidung
Feldabschaltung
Feldabschirmung

Zur Vermeidung von Elektrosmog lassen sich bei Neuplanungen **installationsfreie Zonen** mit einem Radius von mindestens 1 Meter um Ruhezonen und Schlafplätze, insbesondere um den Kopfbereich einrichten. Hierbei sind allerdings auch Boden- und Deckenflächen sowie die Rückseiten der umgebenden Wände mit einzubeziehen.
Die **Leitungsverlegung** ist mit entscheidend für die Höhe des magnetischen Feldes.
Das magnetische Feld ist stromabhängig. Daher ist eine sternförmige Leitungsverlegung in Wohn- und Schlafräumen sinnvoll, da in den Zuleitungen zu den einzelnen Steckdosen und Leuchten dann nur noch Teilströme fließen. Die Verteilungsstelle (Abzweigdose) sollte natürlich wieder möglichst weit von Schlaf- bzw. Ruheplätzen eingeplant werden.

Eine **Abschaltung** kann entweder konventionell über Schalter erfolgen oder aber automatisch über Netzabkoppler. Die Auswahl und Anordnung der richtigen Betriebsmittel, die gewählte Netzform und die elektrische Schutzmaßnahme sind weitere Voraussetzungen zur Minimierung der Feldstärken.

Grundsätzlich ist auch hier zu bedenken, dass Emissionen nicht allein aus freigeschalteten Stromkreisen kommen, sondern ebenfalls durch benachbarte Leitungen und Verbraucher verursacht werden können.

Bauteile, die Induktivitäten, also Spulen enthalten, wie z.B. Transformatoren, Netzgeräte und Motoren sind verantwortlich für besonders hohe magnetische Feldstärken. Populärstes Beispiel aus den Medien ist wahrscheinlich immer noch der berühmte Radiowecker auf dem Nachttisch.

Ebenso sollte aus biologischer Sicht, speziell in Schlafräumen, auf **Niedervolt – Lichtsysteme** ganz verzichtet werden. Die Systeme benötigen zum Betrieb Vorschaltgeräte bzw. Transformatoren. Diese Betriebmittel verursachen um ein Vielfaches höhere magnetische Feldstärken als Lichtsysteme mit Allgebrauchsleuchtmitteln von 230 V. Bei einem Verhältnis der Spannungen 230 V (primär) zu 12 V (sekundär) steigt die Stromstärke und damit auch das magnetische Feld, sekundärseitig fast um den Faktor 20!

Die heute meist üblichen elektronischen Vorschaltgeräte der Niedervoltsysteme verursachen außerdem Oberwellen. Diese Oberwellen sind aus medizinischer Sicht zumindest umstritten bei ihrer Wirkung auf den menschlichen Organismus.

Problematisch sind alle Induktivitäten, da diese für hohe magnetischen Feldstärken verantwortlich sind.

Fast alle Hersteller bieten neben den beliebten Niedervolt-Halogenlampen außerdem Halogenlampen gleicher Bauartgröße für die (normale) Netzspannung von 230 V an. Für den mit Abstand häufigsten Einsatzbereich der Einbaustrahler könnten dann als Alternative zum GX 5,3 Leuchtmittel für 12 V, Leuchtmittel wie GU 10 bzw. GZ 10 gewählt werden, die mit 230 V betrieben werden.

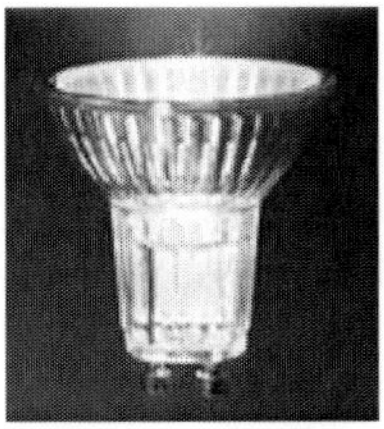

GU 10 – 230 V

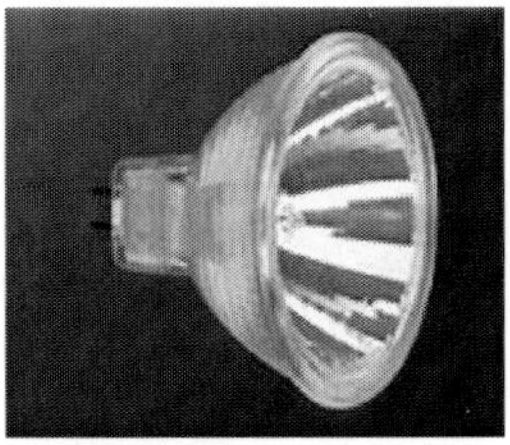

GX 5,3 – 12 V

Fotos: OSRAM

Eine ausgezeichnete Alternative zu Glüh- und Halogenlampen stellen auch immer stärker auf den Markt drängenden **LED** dar, die mittelfristig vermutlich unsere guten alten Glühlampen und wahrscheinlich auch einen Teil der Sparlampen (Kompaktleuchtstofflampen) in vielen Bereichen völlig verdrängen werden.

LED sind keine Temperaturstrahler, sondern Halbleiter-Elemente. Ihr Licht ist fast monochrom. Aus baubiologischer Sicht sind LED-Lampen unbedenklich. Sie haben zusätzlich noch zwei weitere enorme Vorteile gegenüber der konventionellen Beleuchtung:

1. Die Leuchtmittel bieten auf Grund der neu entwickelten Power-LED`s nun endlich eine höhere Lichtausbeute und damit eine ausgezeichnete Energieeffizienz. Daraus resultiert, dass die Stromkosten dieser Lampen

gegenüber konventionellen Glüh- oder Halogenlampen nur einen Bruchteil ausmachen.

2. Die Lebensdauer von LED Lampen ist enorm hoch. Man spricht von bis zu 100.000 Betriebsstunden. Damit halten diese ca. hundert mal so lange wie normale Lampen.

Neben der bereits angesprochenen Energieeinsparung hat dies ebenfalls eine Schonung der Ressourcen zur Folge.

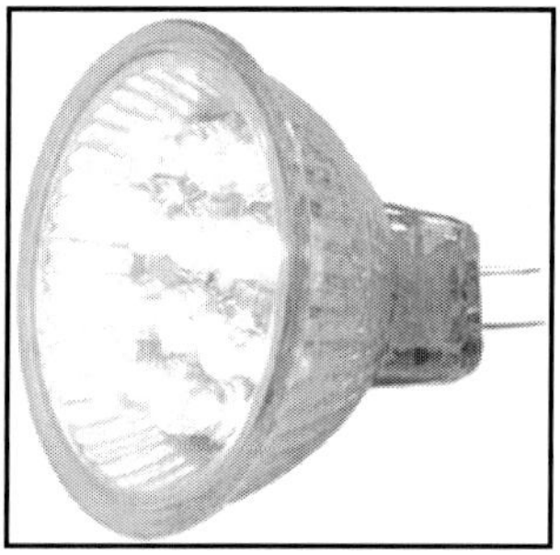

LED - Strahler

Hierzu ein Beispiel: Eine LED Lampe brennt 5 Stunden täglich.

Bei einer Lebensdauer von 100.000 Stunden würde diese 20.000 Tage halten. Dies entspräche, bei täglichem Betrieb, einer Haltbarkeit von fast 55 Jahren!

In dieser Zeit hätten Sie eine normale Glühlampe ca. 100mal, d.h. in etwa jedes halbe Jahr, austauschen müssen.

Leuchtstoffleuchten mit konventionellen Vorschaltgeräten (KVG) haben bauartbedingt große magnetische Feldstärken zur Folge und sind daher gesundheitlich ebenfalls bedenklich. Abstand zur Leuchte, bzw. der Einsatz von Leuchtstoffleuchten mit elektronischen Vorschaltgeräten (EVG) kann hier theoretisch Abhilfe schaffen. Elektronische Vorschaltgeräte (EVG) für Leuchtstofflampen verursachen jedoch Oberwellen, genau so wie die Vorschaltgeräte für Niedervolt-Beleuchtungen und sind daher nicht unumstritten.

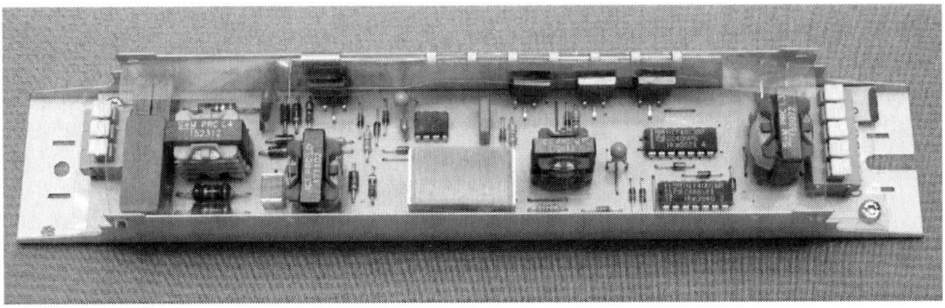

Geöffnetes Elektronisches Vorschaltgerät (EVG)

Die Möglichkeiten der **Kompensation** von Leiterströmen sollte genutzt werden, um nach Möglichkeit nur noch Wirkleistung zu verteilen. Dies sollte für den fachkundigen Elektroinstallateur selbstverständlich sein, und ist meist auch in den Technischen Anschlussbedingungen (TAB) der VNB[20] vorgeschrieben.

[20] Verteilungs-Netz-Betreiber

Erst wenn weder die Vermeidung, noch die Abschaltung der elektromagnetischen Felder möglich sind, werden Abschirmungen notwendig.

Elektrische Felder lassen sich relativ leicht abschirmen – magnetische Felder dagegen nur bedingt und unter sehr großem Aufwand!

Für die Ableitung von elektrischen Feldern stehen dem Planer oder Errichter elektrischer Anlagen, geschirmte Produkte für die gesamte Anlage, von der Schalterdose in der Wand, über unterschiedliche geschirmte Leitungstypen, bis hin zur Steckdose, zur Verfügung. Eine Erdung der installierten Komponenten ist zur Feldableitung zwingend notwendig!
Neben den Abschirmprodukten für elektrische Betriebsmittel bietet der Baustoffhandel auch noch eine Fülle von Baumaterialien mit hoher Transmissionsdämpfung, wie z.B. Dämmstoffen, Gipskartonplatten, Spezialputzen, Armierungsgittern, Vliesen, Folien und Abschirmfarben, die Dämpfungen bis weit über 90% erreichen. Die Dämpfung von magnetischen Feldern ist in der Praxis häufig äußerst problematisch. Schirmungen im niederfrequenten Bereich sind durch Ferromagnetische Werkstoffe, wie z.B. Eisen, MU-Metall oder Texturbleche möglich. Diese Materialien haben relative Permeabilitätswerte[21] die erheblich über dem Wert von Luft (= 1) liegen und können daher die Feldlinien besser leiten und bündeln. Dies ist allerdings nur bis zum Sättigungspunkt möglich. Die Wirksamkeit hängt von der Auswahl des Schirmungsmaterials, von dessen Stärke und vom Abstand ab. An Spalten oder bei unvollständigen Schirmen treten die Feldlinien konzentrierter aus und sind daher unbedingt durch

[21] Verhältniswert für magn. Feldstärke

Messungen zu kontrollieren. Diese Art der Abschirmung ist im Grunde nur zum Schutz von empfindlichen elektronischen Bauteilen üblich. Ganze Räume oder Gebäudeteile können auf diese Weise, allein schon aus Kostengründen nicht geschirmt werden.

Das richtige Schirmungsprodukt sollte nur durch einen erfahrenen Baubiologen oder baubiologischen Messtechniker ausgewählt werden. Die korrekte Verarbeitung, die Notwendigkeit und Ausführung einer Erdung und die Prüfung der Wirksamkeit mit Protokollierung der realisierten Werte ist zwingend erforderlich.

Abschirmung sollte auch immer nur eine Notlösung oder die Ergänzung weiterer Maßnahmen darstellen, da hierbei meist nur elektrische Felder reduziert werden und die magnetischen Felder fast ungehindert weiter bestehen bleiben. Grundsätzlich ist es überdies sinnvoller die Ursache zu beseitigen als an der Wirkung zu laborieren.

Ich will mit meinen an dieser Stelle genannten Maßnahmen nur einige allgemeinverständliche Denkanstöße geben. Eine Bau-Planung muss stets projektbezogen unter Einbeziehung eines baubiologisch erfahrenen Elektrotechnikers durchgeführt werden, da durch unfachmännisch durchgeführte Maßnahmen oft sogar ein Umkehreffekt auftreten, und die Elektrosmogbelastungen sich noch erhöhen oder sogar zu gefährlichen Berührungsspannungen führen könnten.

An dieser Stelle der Hinweis auf die Einhaltung der VDE-Bestimmungen um die Anlagensicherheit im Hinblick auf eine Gefährdung durch zu hohe Körperströme zu gewährleisten. Die Betriebssicherheit und die elektrische Schutzmaßnahme einer elektrischen Anlage muss zu jedem Zeitpunkt gewährleistet bleiben und immer Konformität zu den gewählten Schutzmaßnahmen bieten.

Zusammenfassung

Zusammenfassend ist festzustellen, dass für die gesundheitsschädigende Wirkung der elektromagnetischen Felder auf den menschlichen Organismus folgende Faktoren verantwortlich sind:

die elektrische Spannung
die elektrische Stromstärke
die Frequenz
der Abstand zur Strahlungsquelle
die zeitliche Dauer der Exposition
die Art des Feldes
die Position des Menschen im elektromagnetischen Feld
die persönliche Sensibilität

Bei Durchführung aller technisch umsetzbaren, sinnvollen und wirtschaftlich praktikablen, feldreduzierenden Möglichkeiten lässt sich aufgrund meiner persönlichen Erfahrungen eine Reduzierung der Elektrosmog-Belastung um mehr als 90% realisieren!
Häufig gibt es alternative Lösungsvorschläge die hinsichtlich ihrer Effizienz und der Kosten gegeneinander abgewogen werden sollten.
Vor und nach der Durchführung von Schutz- oder Abschirmmaßnahmen muss ein Prüfprotokoll mit differenzierten Messungen nach Art, Größe und Herkunft der elektromagnetischen Felder erstellt werden, um damit die Effektivität der durchgeführten Schutzmaßnahmen zu dokumentieren. Dadurch erhält der Anlagenbetreiber die Sicherheit, dass alle Grenzwerte eingehalten werden.

Dies kann nur von einem speziell ausgebildeten Techniker durchgeführt werden, der über entsprechende Messgeräte, fundierte Erfahrungen und elektro-technisches Fachwissen verfügt. Dadurch ist die Gewährleistung der elektrischen Sicherheit durch die Einhaltung der anerkannten Regeln der Technik und der VDE-Bestimmungen gegeben.

10. Abschirmung von HF-Feldern

Eine Abschirmung von HF-Feldern ist mit leitfähigen Materialien (z.B. engmaschigen Drahtgittern), analog der elektrischen Felder, relativ leicht durchführbar. Hierbei wird z.B. auf die Außenwände eines Hauses das entsprechende Abschirmprodukt aufgebracht und kann anschließend verklinkert, verputzt oder verkleidet werden. Allerdings ist hierbei eine Erdung und damit die Einbeziehung in die Schutzmaßnahme und den Potenzialausgleich der elektrischen Anlage notwendig und sogar vorgeschrieben. Dabei müssen die Mindestquerschnitte und die zugelassenen Leitungstypen nach den DIN-VDE Bestimmungen beachtet werden, so dass diese Erdung nur durch einen Elektrofachmann durchgeführt werden darf. Dieser ist verpflichtet, die VDE Vorschriften einzuhalten und kann Gefahren erkennen und vermeiden.

Da HF-Strahlung den optischen Gesetzen unterliegt, werden durch die Bausubstanz elektromagnetische Wellen reflektiert und absorbiert und dringen nur zum kleinen Teil durch die Mauern und das Dach eines Gebäudes in das Innere. Man stelle sich, zum besseren Verständnis, eine extrem starke Lichtquelle vor, die ein Objekt bestrahlt. Auch hier dringt die Strahlung in Form des sichtbaren Lichts unterschiedlich durch verschiedenen Medien. Das ist abhängig von Ihrer Art, Stärke und Transparenz. Der weitaus größere Teil des Lichts wird absorbiert und reflektiert. Durch Metalle in der Bausubstanz können elektromagnetische Wellen aber auch gebündelt und reflektiert werden. Dann treten sie an anderen Stellen auf, an denen sie eigentlich gar nicht vermutet wurden.

Ein Problem stellen häufig Glasflächen dar, wie sie bei Fenstern und Türen eines älteren Gebäudes häufig noch anzutreffen sind. Da sie häufig noch keine wärmedämmende Beschichtung haben, lassen sie die Strahlung nahezu ungehindert hindurch. Diese Glasflächen lassen sich jedoch auch nachträglich noch leicht abschirmen. Das geht am einfachsten mit einer Wärmeschutzfolie, die nachträglich auf das Glas aufgeklebt werden kann. Neue fabrikmäßig bedampfte Thermoglasscheiben und energiesparende Verglasungen, wie sie heute eigentlich standardmäßig eingebaut werden, bieten nach meiner Erfahrung bereits eine sehr gute Abschirmwirkung. Auf diese Scheiben darf keinesfalls eine zusätzliche Abschirmfolie aufgebracht werden, da sich dadurch die Temperatur zwischen den einzelnen Glasscheiben unzulässig stark erhöhen könnte. Dies würde dann zu Schäden an Rahmen und Verglasung führen.

Sollte aus baulicher Sicht eine Dämpfung der Glasflächen nicht möglich sein, so bieten sich Vorhangstoffe an, in die metallische Fäden (meist Kupfer oder Silber) eingearbeitet sind. Durch dieses Metallgitter haben diese Spezialstoffe ausgezeichnete Schirmungseigenschaften. Optisch sind die Stoffe von normalen Vorhängen nicht mehr zu unterscheiden. Die Industrie bietet laufend neue Designs an, die überdies immer bessere Dämpfungswerte aufweisen.

Bereits die Baustoffe von Mauern, Decken, und Dächern mit den „üblichen" Baumaterialien reduzieren eventuell auftretende HF-Strahlung schon stark. In Verbindung mit spezifischen, zusätzlichen Abschirmprodukten, sind Dämpfungen von weit über 90% leicht realisierbar.

Die nachstehende Grafik gibt ein paar exemplarische Beispiele für die Transmissionsdämpfung unterschiedlicher Baumaterialien, speziell für den Frequenzbereich der Mobilfunknetze von ca. 900 – 1800 MHz an.

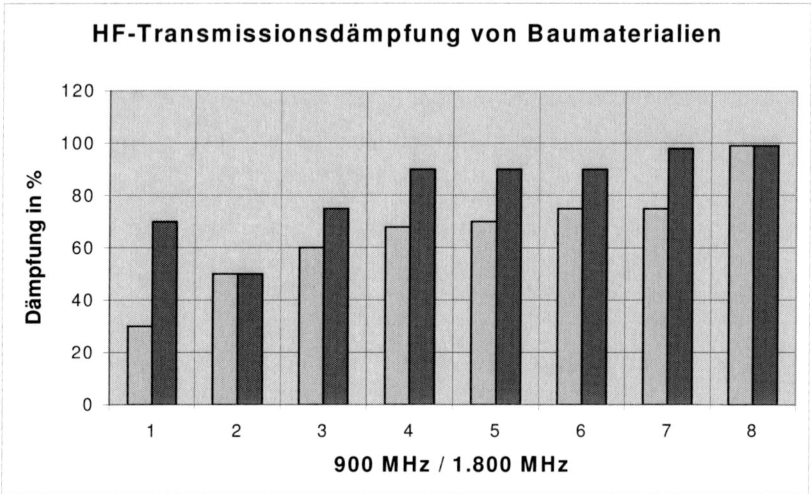

1 = Betondachziegel 1,2 cm
2 = Holzständerbauweise 23 cm
3 = Kalksandstein 24 cm (1.800 kg/m^3)
4 = Fichte/Tanne 16 cm (520 kg/m^3)
5 = Hochlochziegel 36 cm (800 kg/m^3)
6 = Stahlbeton 16 cm (2.400 kg/m^3)
7 = Porenbeton 36,5 cm (400 kg/m^3)
8 = Leichtbeton 30 cm (600 kg/m^3)

Werte nach Studie Dr. Ing. Dieter Moldan / Prof. Peter Pauli

Das passende Schirmungsprodukt sollte nur durch einen erfahrenen Baubiologen oder baubiologischen Messtechniker ausgewählt werden. Die korrekte Verarbeitung, die Notwendigkeit und Ausführung einer Erdung und die Prüfung der Wirksamkeit durch eine anschließende Feldstärkemessung, mit Protokollierung der realisierten Werte ist zwingend erforderlich.

Im direkten Vergleich mit elektrischen Feldern, lässt sich HF-Strahlung leichter abschirmen. Problematisch allerdings ist stets die Schirmung von niederfrequenten magnetischen Feldern.

11. Schnurlos-Telefone

In Deutschland hat sich der DECT[22] Standard bei Schnurlos-Telefonen fast zu 100% durchgesetzt. Die gesundheitliche Problematik dieser Technik liegt in der gepulsten Strahlung, die weitaus kritischer bewertet wird, als die analoge Technik der alten CT1+ Geräte, die übrigens hier und da noch im Handel oder im Internet erhältlich sind. CT1+ Telefone dürfen nach Auskunft der Bundesnetzagentur allerdings nach dem 31.12.2008 nicht mehr betrieben werden.

In ihrer Februar Ausgabe 2006 hat sich die Zeitschrift „ÖKOTEST" zum wiederholten Male der Elektrosmogbelastung durch Schnurlos-Telefone angenommen.

Das Wichtigste vorab: Es gab jetzt immerhin ein Gerät, dass mit „befriedigend" und ein Gerät, dass mit „ausreichend" beurteilt wurde. Zwei Telefone wurden mit „mangelhaft" und die restlichen neun Geräte auf Grund der hohen Strahlenbelastung sogar mit „ungenügend" bewertet.

Alle mit „mangelhaft" und „ungenügend" beurteilten Geräte strahlen ununterbrochen, mit viel zu hoher Intensität und ungeregelt, unabhängig davon, ob gerade telefoniert wird, oder nicht.

Vorsorgemaßnahmen sind daher sicherlich für elektrosensible Personen, für Kinder und ältere Menschen weiterhin sinnvoll. Selbst das Bundesamt für Strahlenschutz empfiehlt eine vorsorgliche Strahlungsreduzierung und eine Abschaffung des Dauerbetriebs der DECT-Telefone, denn alle getesteten Geräte strahlen unter Zugrundelegung biologischer Vorsorgewerte zu stark. Da es nun aber immerhin Geräte-Alternativen gibt, die zumindest nur beim Telefonieren Elektrosmog verursachen und nicht mehr im Stand-by-Betrieb, hat es der gesundheitsbewusste Verbraucher

[22] Digital Enhanced Cordless Telecommunications

selbst in der Hand, ob er sich ein strahlungsarmes Gerät anschafft, oder sein Telefonverhalten ändert: Kurze Gespräche mit dem Schnurlos-Telefon und bei längeren Gesprächen, oder bei beruflicher Nutzung sollten stets schnurgebundene Geräte verwendet werden.

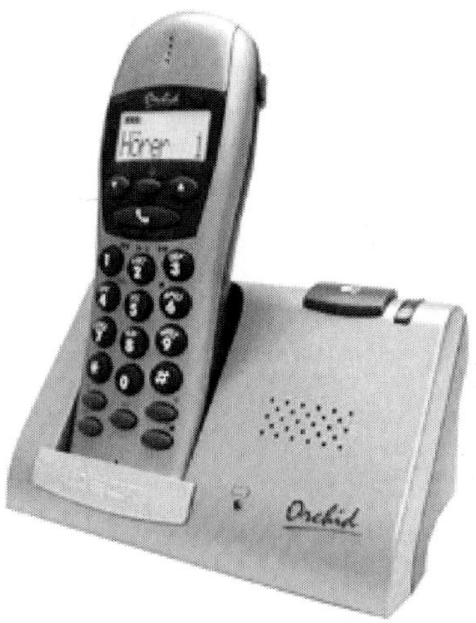

Aber auch ein Sicherheitsabstand von einigen Metern zur strahlenden Basisstation des Telefons kann die Strahlenbelastung schon um ein Vielfaches reduzieren. Daher sollte die Basisstation, insbesondere bei der Planung von Neuinstallationen, mit einem möglichst großen Abstand von Schlafräumen, Kinderzimmern und bevorzugten Aufenthaltsbereichen, wie z.B. dem Wohnzimmer aufgestellt werden. Eine Umlegung der Telefondose mit ausreichendem Abstand zu den obigen Bezirken, oder einfach eine längere Anschlussleitung von der TAE[23]-Dose zur Basisstation des Schnurlos-Telefons kann bereits eine sinnvolle und kostengünstige Alternative darstellen. Beim Neukauf eines Gerätes sollte grundsätzlich auf Produkte zurück gegriffen werden, die nur während des Telefonats strahlen. Es wird zukünftig sicher noch weitere Hersteller geben, die auf marktwirtschaftliche Gesetze reagieren und durch die gestiegene Nachfrage von gesundheitsbewussten Verbrauchern nach strahlungsarmen Geräten, neue Produkte anbieten. Bei den beiden Geräten, die von ÖKOTEST mit „befriedigend“ bzw. „ausreichend“ beurteilt wurden, handelt

[23] Telekommunikations-Anschluss-Einheit (Telefondose)

es sich um das Orchid LR128 TAM Low Radiation und das Eurit 557 Eco Mode von Swissvoice.
Für die „strahlenden“ Telefone werden im Zubehörhandel auch noch so genannte „Abschirmboxen“ oder „Abschirmschläuche“ und ähnliche geschlossene Behälter angeboten. Diese reduzieren zwar häufig die Strahlungswerte erheblich, sind aber im Gebrauch recht unpraktisch, da das Telefon, wenn es nicht gebraucht wird, immer wieder in dieses Behältnis, also in die Box bzw. in den Schlauch, zurück gelegt werden muss. Die betriebsmäßige Anpassung der Sendeleistung des Gerätes an die Umgebungsbedingungen, also Erhöhung oder Reduzierung der Leistung, abhängig von den unterschiedlichen Raumbedingungen, ist eine wesentlich bessere Methode die Emissionen zu senken und wird zukünftig bei der Entwicklung neuer Geräte noch intensiver berücksichtigt werden.
Die leistungsrelevanten Punkte hierbei sind der Abstand des Mobilteils zur Basisstation und die örtlichen Raumbedingungen, wie die Art des Baustoffs aus dem die Wände und Decken bestehen (Beton, Mauerwerk, Holz) sowie die Anzahl der Wände und Decken, die es zu durchdringen gilt.
Damit wird bei leistungsgeregelten Telefonen, bei kurzen Abständen zwischen Mobilteil und Basis, nur noch die physikalisch unbedingt notwendige Strahlung erzeugt, und nicht wie bisher, immer die Maximalleistung.
Diese Entwicklung ist meiner Meinung hauptsächlich auf die steigende Nachfrage kritischer Verbraucher nach strahlungsarmen Geräten zurück zu führen. Bestimmt sind für die Telefonanbieter auch Wettbewerbsnachteile ein entscheidendes Argument um alternativ noch mehr strahlungsarme Produkte anzubieten.
Ungefähr seit 2008 werden unter dem Druck der Konkurrenz nun endlich strahlungsarme Varianten bei den Schnurlostelefone von nahezu allen

namhaften Firmen präsentiert. Hierzu wurde das „ECO-DECT“ Label kreiert, dass leider nicht immer die Reduzierung der Strahlung in den Vordergrund stellt, sondern die Stromersparnis.

Fast alle Geräte ECO-DECT Geräte strahlen eindeutig weniger als herkömmliche Schnurlostelefone. Allerdings muss bei den meisten Geräten diese Funktion im Menu zuerst aktiviert werden.

Die Abschaltung der Dauer-Funkstrahlung funktioniert außerdem bei vielen älteren Modellen nur bei aufgelegtem Bedienteil auf die Basisstation und vielfach nur beim Betrieb mit nur einem Mobilteil. Mit diesem Kompromiss kann man meines Erachtens allerdings leben, zumal die Entwicklung täglich weiter geht und fortwährend neue technische Erkenntnisse umgesetzt werden um die Strahlung zu reduzieren. Dies führt dazu, dass jetzt endlich die Sendeleistung bei den wirklich strahlungsarmen Geräten den jeweiligen Betriebsbedingungen angepasst wird. Bei guten Empfangsbedingungen, wie sie im Haus normalerweise anzutreffen sind, wird die Leistung häufig um über 90% herabgesetzt. Nur bei ungünstigen Bedingungen und bei einer großen Entfernung zur Basisstation wird die Maximalleistung abgerufen.

Im Internet kann man unter www.schnurlostelefon.de, die exakten Daten aller gebräuchlichen Telefone recherchieren. Hier werden alle Geräte hinsichtlich ihrer Strahlungsintensität, zur besseren Übersichtlichkeit für den Verbraucher, mittlerweile sogar in Güteklassen, wie A+, A, B und C eingeteilt.

12. Handys

Nach Meinung der Verantwortlichen, die für den Verbraucherschutz zuständig sind, z.B. des Bundesamts für Strahlenschutz und der WHO (Weltgesundheitsorganisation), sollen sich unterhalb der gesetzlich zulässigen Grenzwerte keine Krankheiten durch Elektrosmog entwickeln können. Dies ist allerdings umstritten, da einige unabhängige Studien auch Gesundheitsstörungen weit unterhalb der zulässigen Grenzwerte festgestellt haben. Die Strahlenbelastung bei der Nutzung eines Handys kommt den Grenzwerten dabei relativ nahe, da die Mobiltelefone direkt an den Kopf gehalten werden. Ein Teil der Strahlung wird dabei vom Kopf absorbiert.

Der sogenannte SAR Wert ist das ausschlaggebende Kriterium, nach dem die Strahlungsintensität eines Mobiltelefons bemessen wird.

Die Abkürzung steht für: Spezifische-Absorptions-Rate. Sie gibt an, welche Dosis an elektromagnetischer Strahlung vom Körper aufgenommen wird. Die Einheit wird in Watt pro Kilogramm (W/kg) angeben. Erlaubt sind derzeit in Deutschland maximal 2 W/kg. Die Angabe bezieht sich auf den Kopf des Nutzers bei voller Sendeleistung eines Handys. In den USA ist nur in etwa die Hälfte der deutschen Dosis zulässig. In einigen europäischen Ländern wird von den nationalen Umweltbehörden empfohlen, dass Kinder grundsätzlich keine Handys benutzen sollten.

Die USA haben sich im Herbst 2001 entschlossen, alle neuen Handys mit dem SAR Wert zu kennzeichnen. Dies war das Resultat eines massiven Verbraucherdrucks. Die deutschen Hersteller waren bisher lediglich bereit, den SAR Wert in der Bedienungsanleitung, häufig sehr schwer zu finden, und ggf. noch auf Ihrer Internetpräsenz, zu veröffentlichen. Ein Schelm, wer Böses dabei denkt!

Trotzdem gibt es mittlerweile auch in Deutschland Labels die strahlungsarme Handys kennzeichnen: Das von Computer-Monitoren bereits bekannte TCO-Siegel und den „Blauen Engel“ für strahlungsarme Geräte.

Das TCO-Label lässt einen SAR Wert bis 0,8 W/kg zu.

Das deutsche Umweltzeichen wird vergeben bei einen SAR Wert bis maximal 0,6 W/kg.

Beide Labels werden von Herstellerseite häufig noch boykottiert. Die Begründung ist allerdings die Krönung! „Stärker strahlende Geräte tragen den Makel eines Gesundheitsrisikos“. Dann sollen die Hersteller doch bitte erklären, dass Mobiltelefone unschädlich sind! Zu dieser Erklärung wird sich heute wohl niemand mehr ruhigen Gewissens durchringen.

Die selbe Entwicklung gab es allerdings bereits vor vielen Jahren schon einmal, als die Hersteller von Computermonitoren sich ebenfalls gegen die Einführung des TCO Siegels aussprachen. Erst nachdem Verbraucher die als strahlungsarm gekennzeichneten Geräte eines neuen Herstellers in riesiger Stückzahl kauften, gerieten die Etablierten unter Druck und zogen schließlich nach. Heute hat sich bei Computermonitoren die TCO-Kennzeichnung weltweit durchgesetzt. Daher habe ich die begründete Hoffnung, dass dies mittelfristig bei den Handys durch gezielte Verbrauchernachfrage ebenfalls geschehen wird.

In Deutschland gibt es SAR-Einteilungen für Handys in verschiedenen Klassen, wie z.B.: unter 0,2 - 0,2 bis 0,5 - 0,5 bis 1,0 und über 1,0 W/kg.

Kategorieeinteilungen nach der körperlichen Strahlungsbelastung doch manchmal geringfügig unterschiedlich.

Wenn der gesundheitliche Vorsorgegedanke bei der Handynutzung Priorität hat, z.B. bei Personen, die beruflich viel mit dem Handy telefonieren müssen, bei älteren Menschen, oder bei elektrosensiblen Personen – falls hier ein völliger Verzicht auf Handynutzung bei diesem Personenkreis nicht möglich sein sollte – dann sollte man sich möglichst für ein Gerät unter 0,2 W/kg entscheiden.

Bei durchschnittlicher Mobiltelefonnutzung, von einigen Minuten pro Tag, sollte ein Handy im Empfehlungs-Bereich des deutschen Umweltzeichens, also bis 0,6 W/kg ausreichen.

Eine übersichtliche Gegenüberstellung der gängigsten Geräte, nach unterschiedlichen Suchkriterien, findet man im Internet auf der Website des Bundesverbandes „Die Verbraucherinitiative e.V.“ unter der Internet-Adresse www.elektrosmogforum.de und auf der Website des Nova-Instituts, Hürth unter www.handywerte.de

Die nachstehende Tabelle gibt einen Überblick über die SAR-Werte nach dem Standard der Verbraucherzentrale NRW, deren Auffassung ich persönlich teile.

Tabelle über SAR-Wert Spezifizierung von Handys

Kategorie	SAR Wert in W/kg
Sehr geringe Belastung	< 0,2
Geringe Belastung	0, 2 – 0,5
Mittlere Belastung	0,5 – 1,0
Starke Belastung	> 1,0

Quelle: Verbraucher Zentrale NRW

Kritische Vorsorgewert Empfehlung	0,2
Umweltzeichen wird verliehen bis	0,6
Maximalwert in Deutschland	2,0
Maximalwert IRPA[24]	2,0

[24] Internationale Strahlenschutzkommission

13. WLAN und Bluetooth

WLAN (Wireless Local Area Network) begegnet uns immer häufiger in der Öffentlichkeit. Es ist ja auch bequem mit seinem Notebook ohne lästige Kabelverbindung im Café oder im Park im Internet zu surfen, oder kurz einmal seine E-Mails zu checken.

Auch ein PC lässt sich einfach, ohne Kabelsalat und teure Installationsarbeiten innerhalb eines Hauses über die Funkverbindung des WLAN – Netzes mit dem Telefonnetz verbinden. Während wir zuhause weiterhin grundsätzlich selbst entscheiden können, ob wir Bequemlichkeit und Bewegungsfreiheit, oder eine „strahlungsfreie" Umgebung vorziehen, ist dies bei öffentlichen WLAN Einrichtungen nicht möglich, da für die Einrichtung dieser Funkzellen, man spricht auch von „Hot-Spots", keine Genehmigung und keine Kennzeichnung der Bezirke notwendig ist.

Bei WLAN wird das so genannte ISM Band (Industrial, Science, Medical) genutzt. Die Frequenz liegt bei ca. 2,5 Giga-Hz, also geringfügig oberhalb der Mobilfunk Frequenzen. Dieser Frequenzbereich ist weltweit für WLAN Anwendungen reserviert. Um diese Technik noch intensiver und störungsfreier nutzen zu können, hat die Bundesnetzagentur einen weiteren Frequenzbereich, der bei ca. 5,4 Giga-Hz liegt, frei gegeben. Dieser soll noch wesentlich schneller und ungestörter arbeiten. Leider nimmt nach Meinung der Experten aber auch die gesundheitliche Schädigung mit steigender Frequenz zu.

Die Leistung der W-LAN Systeme für die private Anwendung liegt derzeit im Bereich von 100 Milli-Watt und besteht aus einem ungepulsten Signal. Im Vergleich dazu, sendet ein Handy unter ungünstigen Betriebsbedingungen mit einer Maximalleistung von rund 2 Watt, gepulst. Wie bei allen anderen Emissionsquellen ist auch bei WLAN der Abstand des Körpers von der

Sendeeinrichtung, die sich auf der WLAN-Karte, im WLAN-Router oder der Fritz-Box befindet, von enormer Bedeutung.

Bei einem Handy hat das Telefon direkten Kontakt zum Kopf des Nutzers während die WLAN Karte sich beim PC im Tower, auf oder unter dem Schreibtisch, oder beim Notebook auf dem Tisch, befindet. Die Leistung baut sich über den Abstand zur WLAN Karte exponentiell ab. Nach meiner Erfahrung reicht bereits ein Abstand von gut einem Meter aus, um den baubiologischen Vorsorgewert einzuhalten. Auch die Aufenthaltszeit in WLAN Bezirken lässt sich, wenn man diese Bezirke denn (er)kennt reduzieren, um mögliche Gesundheitsbeeinträchtigungen zu vermeiden. Bei den eigenen Notebooks oder DSL-Routern kann das WLAN abgeschaltet werden. Dies sollte grundsätzlich auch so eingestellt sein, damit keine unnötigen Emissionen auf den Benutzer und seine Umgebung einwirken.

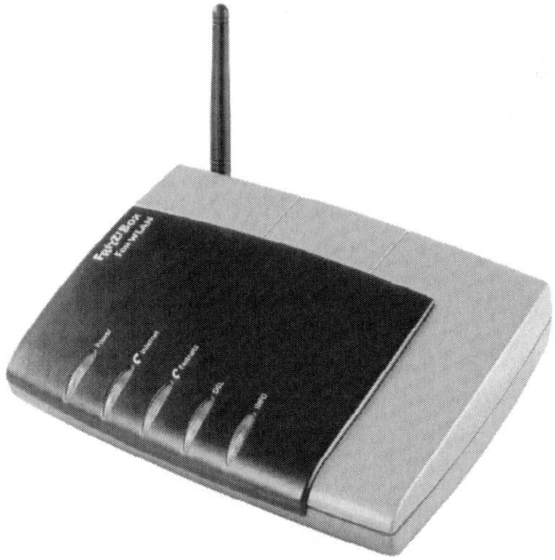

Über die gesundheitlichen Auswirkungen der unregelmäßig gepulsten elektromagnetischen Felder, wie sie bei WLAN entstehen, gibt es zum heutigen Zeitpunkt noch keine Erkenntnisse aus relevanten Studien.

Bluetooth nutzt eine ähnliche Technik für das Mobilfunktelefon, die der PC bzw. das Telefon bei der WLAN-Technik nutzen. Hierbei ist eine drahtlose Kommunikation zwischen dem Handy und dem PC, Drucker oder z.B. der Digitalkamera möglich. Aber auch Freisprecheinrichtungen funktionieren über Bluetooth Technik. Bluetooth Freisprechanlagen sollten, wenn sie über längere Zeiträume genutzt werden, daher auch mit einem möglichst großen Abstand vom Körper betrieben werden. Allerdings ist die Leistung von Bluetooth im Nahbereich des Büroarbeitsplatzes oder bei der privaten Nutzung noch erheblich geringer als bei den WLAN Systemen, so dass hier bereits ein Sicherheitsabstand von ca. 0,5 Meter als ausreichend angesehen werden kann.

Mit welcher Strahlung ist zu rechnen? *

Bei WLAN ist die maximal zulässige Strahlungsleistung der Endgeräte und der zentralen Zugangspunkte abhängig vom Frequenzbereich. Diese beträgt::

100 mW bei 2,4 Giga-Hz,

200 mW bei 5,150 bis 5,350 Giga-Hz bei Nutzung innerhalb geschlossener Räume, sowie

1000 mW bei 5,470 bis 5,725 Giga-Hz bei Nutzung sowohl innerhalb als auch außerhalb geschlossener Räume.

Die Frequenzen zwischen 5000 und 6000 MHz (5 – 6 Giga-Hz) dürfen nur mit automatischer Leistungsregelung genutzt werden.

Bluetooth verfügt über drei Leistungsklassen. Die maximale Sendeleistung beträgt in

Klasse I: 100,0 mW (Milliwatt) bei einer Reichweite bis circa 100 Meter. Diese Geräte müssen eine automatische Leistungsregelung haben.

Dabei passt sich die benötigte Sendeleistung dem tatsächlichen Bedarf an.

Klasse II: 2,5 mW im Bereich des Büroarbeitsplatzes bis maximal 50 Meter.

Klasse III: 1,0 mW für Anwendungen im Nahbereich bis etwa 10 Meter.

(* Quelle: BfS - Bundesamt für Strahlenschutz)

14. Messgeräte / Messverfahren

Bei Messgeräten zur Messung von Elektrosmogbelastungen gibt es eine unüberschaubare Produktpalette für unterschiedliche Anwendungsbereiche mit vielen verschiedenen Ausstattungsvarianten. Qualitätsstandard und Preisniveau dieser Geräte differieren ganz erheblich. Für den Laien ist die Anschaffung eines eigenen Messgerätes meistens nicht sinnvoll. Zur Beurteilung der festgestellten Werte und der daraus resultierenden individuellen Belastungssituation sind elektrotechnische Fachkenntnisse erforderlich. Hierzu gehört bereits die richtige Handhabung und Anwendung des Messgerätes, da sonst keine aussagekräftige Analyse möglich ist. Geräte die nur über farbige LED, Lampen oder ähnliche Anzeigen verfügen, oder die Umrechnungen erforderlich machen, sind äußerst unzuverlässig und auch für Laien völlig ungeeignet. Sie kosten nur unnötiges Geld.
Abhängig vom vorgesehenen Einsatzbereich müssen separate Geräte für den Bereich der Niederfrequenz, also die Haus- und Gebäudetechnik und für den Hochfrequenzbereich der elektromagnetischen Wellen, also den Funkbereich, angeschafft werden. Daher ist auch aus wirtschaftlicher Sicht eine Messung durch einen (elektrotechnisch) erfahrenen Messtechniker wesentlich günstiger.

Folgende Messgrößen sollten beurteilt werden:

Im Bereich der niederfrequenten Wechselfelder:
- die elektrische Feldstärke in V/m
- die magnetischen Flussdichte in A/m, bzw. Tesla

Im Bereich der hochfrequenten Strahlung:
- die Leistungsflussdichte in W/m^2

Hierbei ist zu beachten, dass die ausgewählten Geräte für die extrem niedrigen Vorsorgewerte der biologischen Zielsetzung einen geeigneten Messbereich aufweisen.

Breitbandige oder selektive Messung?

Bei breitbandigen Messverfahren wird der Gesamtwert aller Feldquellen angezeigt. Beim frequenzselektiven Messverfahren hingegen können innerhalb des Gesamtmessbereichs einzelne Frequenzen und durch eingebaute Frequenzfilter auch Frequenzbereiche (z.B. 16 2/3 Hz, 50 Hz, 2000 Hz) gezielt beurteilt werden.

Ein- oder dreiachsige Messung?

Die Richtcharakteristik der Messsonden ist bei manchen Geräten wählbar und kann dreiachsig (x, y, z - Achse) oder aber einachsig mit Richtungszuordnung durchgeführt werden. Der Vorteil der dreiachsigen Messung besteht darin, dass nur eine Messung zur Gesamtbelastungssituation durchgeführt werden muss. Die Fehlerquote bei diesem Messverfahren ist geringer. Der Vorteil der einachsigen Messung liegt bei der genauen und leichteren räumlichen Zuordnung von Emissionsquellen.

A. Messgeräte für die Haustechnik

Zur Beurteilung der Situation im niederfrequenten Versorgungsbereich der Haustechnik sind Kombigeräte zur Messung der elektrischen Feldstärke und der magnetischen Flussdichte am Besten geeignet. Diese messen die magnetische Komponente mittels einer Messspule und die elektrische Feldstärke mittels Sensor (Plattenelektrode). Die Anzeige erfolgt auf einem direkt abzulesenden Digital - LCD-Display. Damit sind keine Umrechnungen mehr erforderlich. Die Fehlerquote ist auch für den Laien relativ gering.

Diese Kombimessgeräte arbeiten ziemlich exakt, mit geringen Toleranzen und lassen bei bestimmungsgemäßer Anwendung auch recht gute Messergebnisse zu. Sinnvoll ist hierbei die Zusatzausstattung mit Frequenzbereichsfiltern, damit die ermittelten Messergebnisse den entsprechenden Emissionsquellen korrekt zugeordnet werden können. AC/DC Ausgänge für Schreiber oder Datenlogger sind weitere Ausstattungsoptionen um möglicherweise Langzeitaufzeichnungen mit einem separaten Schreiber oder mit dem PC und der geeigneten Auswertungs-Software durchzuführen.

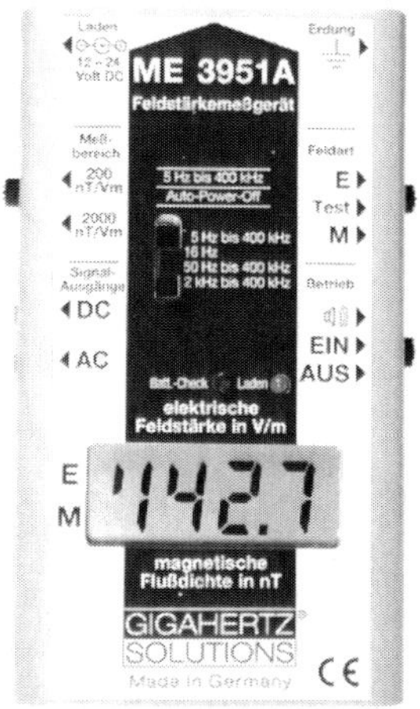

NF – Kombimessgerät Gigahertz-Solutions

Datenlogger

Sinnvolle Ergänzung zu Messgeräten stellen Mikroprozessor gesteuerte Datenlogger dar. Hiermit sind Langzeitaufnahmen ganzer Datenreihen möglich. Am häufigsten werden mit den Datenloggern niederfrequente magnetische Felder mit dreidimensionalen Sensoren gemessen.

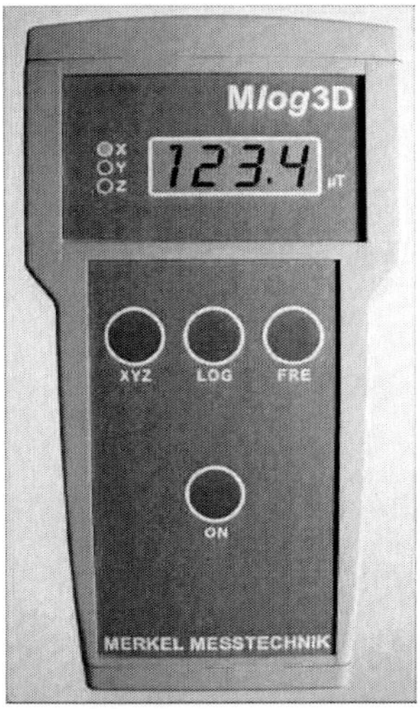

Die magnetische Flussdichte verhält sich proportional zur elektrischen Stromstärke und ist somit von der momentanen Belastungssituation abhängig. Da sich der Energiebedarf jedoch im Tagesverlauf ständig ändert, machen Datenlogger durch die Möglichkeit der Langzeit-Datenaufzeichnung erst die genaue Analyse eines 24-Stunden-Zyklus möglich.
Besonders bei der Reduzierung der magnetischen Felder an Arbeitsplätzen im Rahmen des vorsorglichen Arbeitsschutzes sollten diese Geräte zur Kontrolle und zur Absicherung der Momentaufnahme-Werte eingesetzt werden. Nach durchgeführten Abschirmungen kann anhand eines Datenloggers dann der Erfolg der Sanierungsmaßnahme am Besten nachgewiesen werden.

bi-Messgeräte mit integriertem Datenlogger

Die neueste Messgeräte-Generation (der Kombi-Messgeräte) für Profis bietet einige Zusatzfeatures, die für den Praktiker eine große Erleichterung darstellen.
So sind nun mit ein- und demselben Gerät verschiedene Messverfahren zur Ermittlung der elektrischen Feldstärke möglich, und zwar die **erdbezogene** und die **erd- / potenzialfreie** Messung.
Dabei scheint sich langsam auch in der baubiologischen Messtechnik diese Methode zur Messung des elektrischen Feldes immer mehr durchzusetzen. Es wird potenzialfrei, d.h. nicht mehr erdbezogen gemessen. Damit werden Messfehler und -Abweichungen deutlich reduziert. Allerdings sind beim potenzialfreiem Messverfahren wesentlich niedrigere Vorsorgegrenzwerte zu berücksichtigen.
Die neuen Geräte verfügen außerdem über **integrierte Datenlogger**. Trotzdem ist die Baugröße im Vergleich zu den bisherigen Modellen deutlich geschrumpft. Einige Modelle gibt es mittlerweile schon im „Westentaschenformat". Durch die enorm gestiegenen Speicherkapazitäten auf kleinsten Raum, bis weit in den Giga-Byte-Bereich, sind nun Langzeitaufzeichnungen und Messreihen verschiedener Messgrößen möglich. Hierbei können gleichzeitig z.B. elektrische und magnetische Felder erfasst und aufgezeichnet werden.
Der Frequenzbereich der neuen Messgeräte Generation reicht ungefähr von 10 Hz bis zu 400 kHz.
Es werden verschiedene unterschiedliche Messsonden und Sensoren angeboten. Diese erlauben auch die Messung und Aufzeichnung von Körperspannung, magnetischen Gleichfeldern und Elektrostatik.

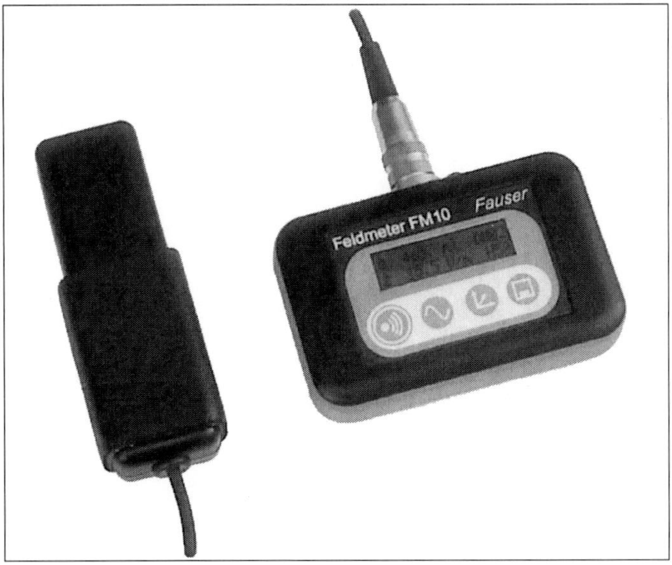

Kombimessgerät mit Datenlogger
FAUSER

Zur Bearbeitung der Datensätze erfolgt der Anschluss des Messgerätes an den PC oder das Notebook über die schnelle USB-Schnittstelle. Die Auswertung der Messdaten läuft mit der dazu gehörigen Software auf einem PC oder Notebook sehr effektiv ab: Übernahme der aufgezeichneten Messdaten vom Messgerät in den PC, grafische Darstellung, Anzeige von Statistikwerten, Zusammenstellen zu einem Messprotokoll, Ausdrucken und Archivierung.

Durch die meist intuitive Menüführung und weitere automatische Hilfs- und Programmfunktionen ist es möglich, sofort aussagekräftige Grafiken zu erzeugen und auszudrucken.

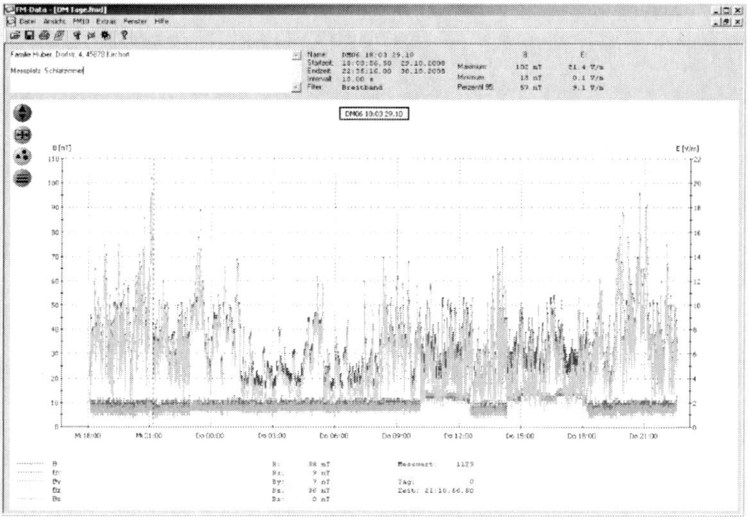

Quelle: FAUSER

B. Messgeräte für den HF-Einsatzbereich

Grundsätzlich unterscheidet man im Hochfrequenzbereich bei der Messung elektromagnetischer Wellen, zwischen breitbandig- und frequenzselektiv messenden Geräten.

Breitbandige Messgeräte

Breitbandig messende HF-Geräte erlauben zwar keine exakte Zuordnung des Messwertes zur Frequenz, können jedoch für eine erste Aussage zur Beurteilung der Gesamtbelastungssituation innerhalb des spezifischen Anwendungsspektrums gut genutzt werden. Als zusätzliches Feature zur Identifizierung der Emissionsquellen haben die Geräte häufig einen Ton-Signalausgang, der es dem erfahrenen Anwender erlaubt die Feldverursacher anhand der Modulation, grob zuzuordnen. Die Geräte sind im Verhältnis zu Spektrumanalysatoren relativ preiswert, weisen allerdings gravierende Qualitätsunterschiede von „völlig unbrauchbar“ bis „erstaunlich zuverlässig“ auf.

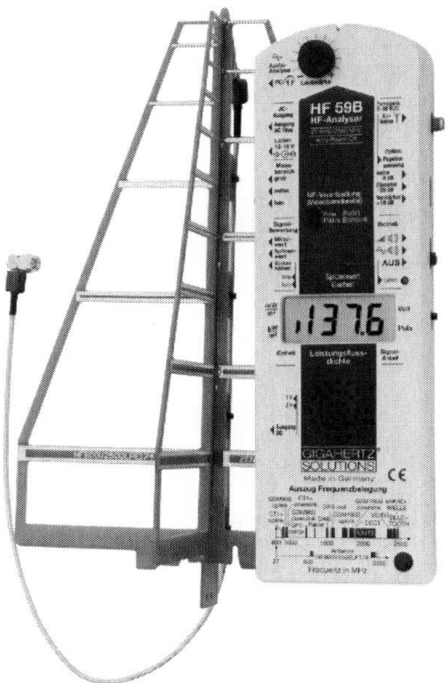

HF – Messgerät
Gigahertz - Solutions

Auswahl der Antenne

Antennen sind Empfangseinrichtungen für elektromagnetische Strahlung. Sie wandeln elektromagnetische Wellen in elektrischen Strom um. Eine Antenne muss an die Empfangsfrequenz angepasst sein. Dabei ist es üblich, dass Antennen auf einen festen Bruchteil der Wellenlänge (Lambda) abgestimmt werden. So können Antennen auf Lambda-Halbe, Lambda-Viertel oder Lambda-Achtel abgestimmt sein. Am Beispiel eines GSM-Handys im D1 Bereich von 925 MHZ ergibt sich eine Wellenlänge von ca. 35 cm. Daraus resultieren Antennenlängen von 35 cm, 17,5 cm oder bei Lambda-Achtel von 4,37 cm.

Weitere Aspekte sind der Öffnungswinkel und die Strahlencharakteristik, die direkten Einfluss auf die Bauart der Antenne haben. Demnach lassen sich Antennen in direktionale und omni-direktionale Antennen einordnen.

Die Auswahl der Antenne hat einen entscheidenden Einfluss auf das Messergebnis. Allein der Unterschied zwischen einer Peilantenne mit einer sehr engen Richtcharakteristik und einer Antenne mit einem großen Öffnungswinkel, kann das Messergebnis häufig bis um den Faktor 100 verfälschen.

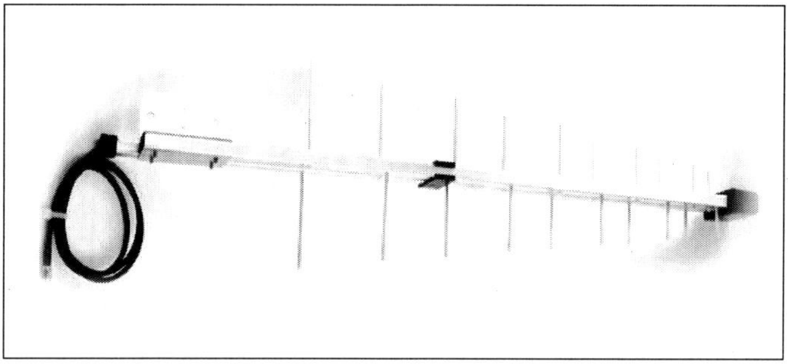

Peilantenne mit enger Richtcharakteristik

Grundsätzlich bietet eine Peilantenne eine extreme Richtcharakteristik, die es erlaubt, eine versteckte Strahlungsquelle möglichst genau zu orten. Hierbei besteht allerdings auch die Gefahr Strahlungsquellen zu übersehen. Das Gegenstück zur (direktionalen) Peilantenne bildet die quasi isotrop messende (omni-direktionale) Antenne. Diese bietet einen annähernd gleichmäßigen Rundum-Empfang und ist daher für Langzeitaufnahmen gut geeignet.

Den Unterschied zwischen beiden Antennentypen kann man sich am besten im Vergleich mit einem Fotoapparat vorstellen: Die Peilantenne ist vergleichbar mit einem Teleobjektiv. Damit kann man eine Kirchturmspitze detailgenau betrachten und fotografieren. Dafür übersieht man unter Umständen allerdings andere, ebenfalls vorhandene Kirchturmspitzen.

Die isotrope Antenne entspricht einem extremen Weitwinkelobjektiv. Hiermit kann man die gesamte Landschaft betrachten und aufnehmen.

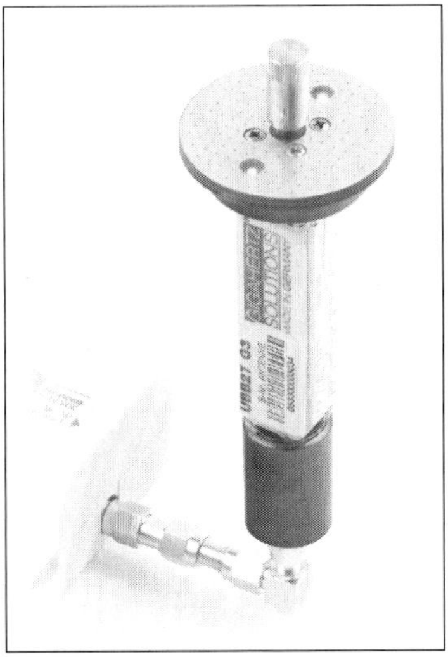

Omni-direktionale Antenne
Gigahertz - Solutions

Spektrumanalysatoren

Im HF-Bereich der elektromagnetischen Wellen werden neben den relativ einfachen Breitbandmessgeräten auch häufig Spektrumanalysatoren (bzw. EMV-Messempfänger) eingesetzt. Dies sind auch die wichtigsten Messinstrumente für EMV Emissionsmessungen im professionellen Labor- und Testbereich. Sie werden vornehmlich für Genehmigungsverfahren von neuen Geräten oder zur Fehler- / Störungssuche in elektronischen Anlagen eingesetzt.

Aber auch Baubiologen setzen heutzutage Spektrumanalysatoren immer häufiger bei ihren Messungen ein. Diese Geräte erlauben die Erfassung von Störsignalen und deren normgerechte Bewertung. Nur hiermit sind frequenzselektive Messungen durchführbar. Auf diese Weise gelingt es, die gemessenen Störsignale der exakten Frequenz und damit ihren Verursachen (Mobilfunk, Fernsehen, Radio, W-LAN, DECT, Radar, usw.) zuzuordnen.

Moderne Analysatoren verwenden zur Anzeige LCD-Displays und sind im HF-Bereich meist nach dem Überlagerungsprinzip aufgebaut.

Für den mobilen Einsatz gibt es neben den konventionellen Analysatoren mit einem Gewicht von ca. 12 – 15 kg, die mit Netzspannung betrieben werden, mittlerweile auch eine ganze Reihe von „Handheld Analysatoren“ mit Akkubetrieb, die für den Anwendungsbereich der „Elektrosmog-Messung“ völlig ausreichen und mit einem Gewicht von ca. 2,5 kg auch sehr leicht zu transportieren sind.

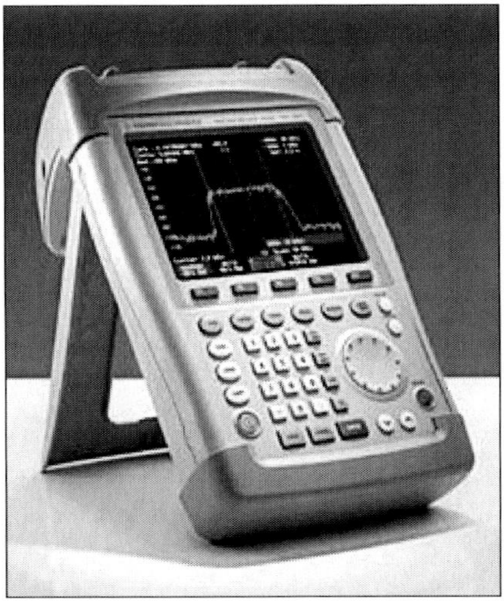

„Handheld“ Spectrum Analyzer

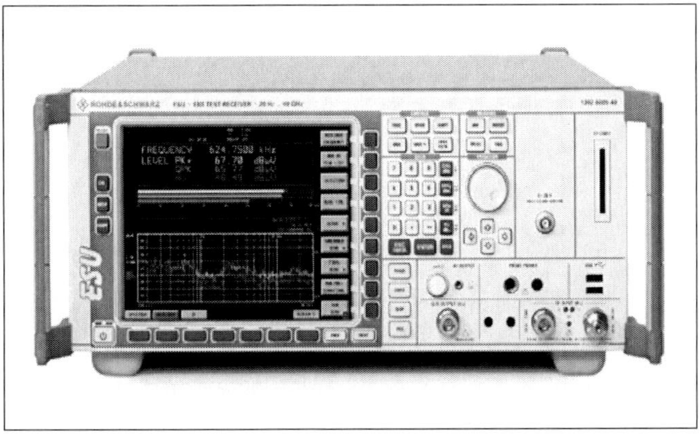

Konventioneller Spectrum Analyzer / Fotos: Rohde & Schwarz

C. Durchführung der Messung

Vor Beginn einer Messung müssen gültige Vorsorgewerte verglichen und ein vernünftiger, praktisch realisierbarer Wert als Zielwert festgelegt werden. Nach Meinung des Verfassers sollten dabei nachstehende Vorsorgewerte, bei erdbezogener Messmethode, nicht überschritten werden:

Bereich	Vorsorgewert E-Feld	Vorsorgewert H-Feld	Vorsorgewert HF-Strahlung
Schlafplätze	10 V/m	0,1 µT	0,5 mW/m^2
Ruheplätze	20 V/m	0,2 µT	0,5 mW/m^2
Arbeitsplätze	30 V/m	0,2 µT	5 mW/m^2

Toleranzen durch unsachgemäße Handhabung sind in der Praxis oft unverhältnismäßig hoch und haben einen weitaus größeren Einfluss auf das Messergebnis, als gerätespezifische Messtoleranzen.

Die erdbezogene Messung der elektrischen Feldstärke wird vom Messtechniker häufig durch die Nähe zu seinem Körper (Ableitung) stark beeinflusst. Daher muss entweder ein Messgerät verwendet werden, dass körpernah kalibriert wurde, oder aber ein entsprechender Abstand zur Messperson eingehalten werden. Hierbei empfiehlt sich der Einsatz eines geeigneten Stativs. Empfehlenswert sind Stative aus Holz und nicht aus leitfähigen Materialien.

Neuerdings scheint sich eine alternative Messmethode zur Messung des elektrischen Feldes immer mehr durchzusetzen, welche die Messung potenzialfrei, d.h. nicht mehr erdbezogen durchführt. Damit werden Messfehler und -Abweichungen deutlich reduziert. Allerdings sind beim potenzialfreiem Messverfahren auch niedrigere Vorsorgegrenzwerte anzusetzen. Nach Meinung des Verfassers sollte ein biologischer Vorsorgewert von ca. 3 V/m im privaten Umfeld und maximal 5 V/m am Arbeitsplatz nicht überschritten werden.

Aber auch witterungsabhängige Faktoren wie Luftfeuchtigkeit, Dunst, Temperatur, usw. beeinflussen eine Messung und sollten deshalb ebenfalls berücksichtig werden. Ab einer Luftfeuchtigkeit von 85% r.F. und einer Temperatur über ca. 40 Grad Celsius sollten keine Messungen mehr durchgeführt werden. Die meisten Gerätehersteller nennen in etwa die selben Werte im Hinblick auf die zulässigen Einsatzbedingungen ihrer Geräte.

Die Messpunkte innerhalb einer Wohnung sollten sich in jedem Schlafraum und dort an verschiedenen Stellen im Bereich des Bettes befinden.
Für Ruheräume empfiehlt es sich die Messung an bevorzugten Aufenthaltszonen, wie z.B. im Wohnzimmer, im Bereich der Sitzecke durchzuführen. Auch hier muss an mehreren Stellen gemessen werden. Es empfiehlt sich einen Raster-Abstand von ca. 50 cm zu wählen.

In einem **Prüfprotokoll**, das Bestandteil jeder baubiologischen Messung sein muss, sollten folgende Daten aufgezeichnet werden:

Name des Prüfers
Prüfungsort
Datum und Zeit der Prüfung
Beginn und Ende der Messung bei Einzelmessungen,
oder Angabe des Messzeitraums, z.B. 24 h / 72 h
Witterungsdaten (Luftfeuchtigkeit, Temperatur)
Spezifikation und Lage der Messpunkte im Grundrissplan des Objektes
Vorsorge- / Grenzwert – Tabellen
Zuordnung zu gültigen Normen
Spezifikation der verwendeten Messgeräte
Einzel-, Spitzen- und Durchschnittswerte für die

- elektrische Feldstärke in V/m,
- magnetische Flussdichte in µTesla,
- Leistungsflussdichte in $\mu W/m^2$

Zur einfachen und leichteren Beurteilung der Einzelmessergebnisse durch den Auftraggeber sollten Messungen auch grafisch dargestellt werden. Auf der nächsten Seite sehen Sie ein Beispiel für eine einfache grafische Darstellung einer Einzel-Schlafuntersuchung. Dabei werden neben dem angesetzten Vorsorgewert die (berechneten) Durchschnittswerte und der Spitzenwert in einem Balken-Diagramm dargestellt. In dem Beispiel wurden das elektrisches Feld, das magnetisches Feld und die HF-Strahlung gemessen.

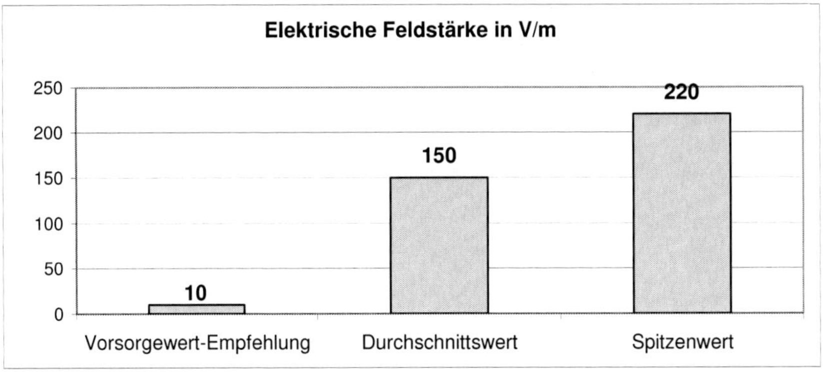
Elektrische Feldstärke in V/m
250
200
150
100
50
0
10
150
220
Vorsorgewert-Empfehlung
Durchschnittswert
Spitzenwert

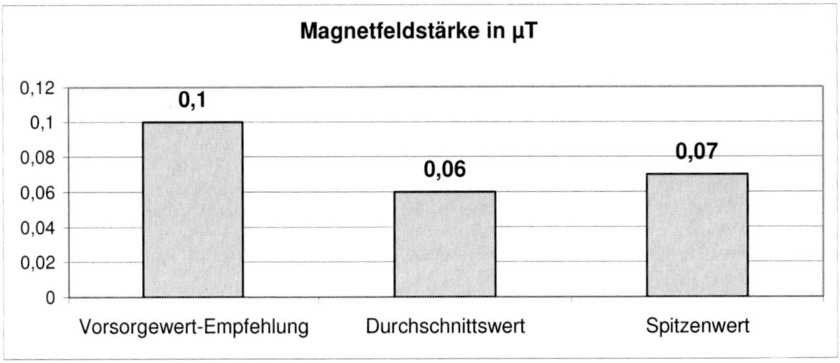
Magnetfeldstärke in µT
0,12
0,1
0,08
0,06
0,04
0,02
0
0,1
0,06
0,07
Vorsorgewert-Empfehlung
Durchschnittswert
Spitzenwert

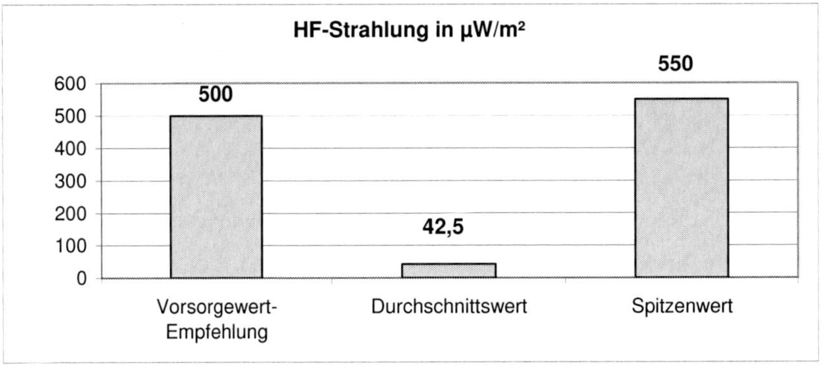
HF-Strahlung in µW/m²
600
500
400
300
200
100
0
500
42,5
550
Vorsorgewert-Empfehlung
Durchschnittswert
Spitzenwert

15. Wie finde ich einen seriösen Messtechniker?

Es gibt eine ganze Reihe von Berufsbezeichnungen, die durch den Gesetzgeber nicht geschützt werden. Dies bedeutet, dass jedermann diese Berufsbezeichnungen führen darf ohne eine Ausbildung, oder den Nachweis einer fachlichen Qualifikation. Leider gehört hierzu auch nahezu der gesamte Personenkreis, der seine Dienstleistungen im Bereich der Elektrosmog Messung und Sanierung anbietet. Die Berufsbezeichnungen Baubiologe, baubiologischer Berater, Messtechniker, Umweltberater, usw., sagen also nichts über die fachliche Qualifikation ihrer Träger aus.

Unglücklicherweise sind darunter manchmal auch Geschäftemacher anzutreffen, die auf Ängste Ihrer Kunden spekulieren, diese häufig noch steigern, um dann skrupellos und zu überhöhten Preisen Dienstleistungen oder/und Schutzartikel anzubieten. Dies hat dazu geführt, dass manche Verbraucher verunsichert sind und leider nicht so ohne weiteres erkennen können, wessen Leistungen seriös und fachlich qualifiziert sind und wessen Leistungen nicht. Andererseits gibt es selbstverständlich auch erstklassige Fachleute im Berufsfeld der Baubiologie.

Daher sollten Dienstleistungen, wie z.B. Messungen und Sanierungen nicht einfach spontan in Auftrag gegeben werden, nur weil der Anbieter vielleicht in der Nähe wohnt, oder bereits schon einmal für einen Bekannten gearbeitet hat. Statt dessen ist es sinnvoll kritisch zu hinterfragen, welche fachliche Qualifikation der Anbieter mitbringt.

Bei einem Ingenieurbüro oder einem Diplom-Ingenieur ist die Fachrichtung von Ausschlag gebender Bedeutung. Es ist beispielsweise wenig hilfreich, wenn der beratende Ingenieur aus dem Bergbau, der Agrartechnik, den Medienwissenschaften, usw., kommt. Als Fachmann für die Beseitigung elektromagnetische Felder, ist er wahrscheinlich nicht die „erste Wahl".

Also ist es sinnvoll zu recherchieren aus welchem Fachgebiet ein Anbieter stammt.
Da es sich bei dem Phänomen Elektrosmog um naturwissenschaftliche Gesetzmäßigkeiten der Physik, speziell der Elektrotechnik handelt, sind Anbieter, die aus diesen Berufsfeldern stammen sicher am besten qualifiziert. Die beste Grundlage bieten vermutlich Elektroniker, Elektrotechniker, Elektromeister, oder Anbieter mit einem Studium aus den Fachbereichen der Elektrotechnik, Umwelttechnik. bzw. verwandten Studiengängen.
Ein selbständiger Elektromeister, der in die Handwerksrolle und beim zuständigen Versorgungsnetzbetreiber eingetragen ist, bietet darüber hinaus den Vorteil, dass er eventuell notwendige Folgearbeiten an der Elektroanlage beurteilen kann und ausführen darf. Dabei muss er die Anwendung und Einhaltung der VDE[25]-Bestimmungen zwingend berücksichtigen. Die Einhaltung dieser Vorschriften gibt dem Kunden die Gewissheit, dass die anerkannten Regeln der Technik und alle relevanten Sicherheitsregeln eingehalten werden.
Ein zusätzlicher Aspekt ist die Anfertigung einer umfassenden und aussagefähigen Dokumentation mit dazu gehörigem Messprotokoll. Hierin müssen alle Messwerte genau vermerkt sein und durch Datum und Unterschrift bestätigt werden. Eine Angabe von „Tendenz-“ oder „Bereichswerten“ oder von Begriffen, wie zum Beispiel „gefährlich“, „besonders schädlich“, „starke Anomalie“ oder „hohe Überschreitung der Werte“, ist unseriös und reicht auf keinen Fall aus. Diese Angaben sind zwar manchmal ganz hilfreich, aber für sich allein stehend absolut unzureichend. Die ermittelten Messwerte sind damit nicht prüf- und reproduzierbar.

---

[25] Verband der Elektrotechnik, Elektronik und Informationstechnik

Im übrigen bedeutet „messen“ Zahlenwerte ermitteln und mit Referenzwerten vergleichen. Piepsende „Micky-Maus-Geräte“ oder blinkende LED`s haben mit „messen“ gar nichts zu tun und sind daher nicht akzeptabel.

Außerdem sollten auf jeden Fall Referenzen nachgefragt werden. Seriöse Anbieter sind gerne bereit Referenzen zu nennen.

Ferner spielt auch noch die Berufserfahrung eines Dienstleisters in diesem sensiblen Bereich eine wichtige Rolle. Bei der Lösung von komplexeren Problemen ist eine langjährige Berufserfahrung sicher förderlich, wie eigentlich in allen Arbeitsfeldern.

Was kostet nun eine umfassende Elektrosmog-Messung?

Um keine Missverständnisse aufkommen zu lassen: Selbstverständlich hat jede fachlich korrekte Leistung ihren angemessen Preis. Dies ist normal und legitim. Eine definierte Leistung muss auch eine angemessene Vergütung erhalten. Jedoch sollte der Preis angemessen sein und in einem vertretbaren Rahmen liegen. Die Leistungsbeschreibung muss exakt und verständlich definiert sein. Am günstigsten ist ein Festpreis. Dadurch gibt es nach Durchführung eines Auftrages keine bösen Überraschungen.

Die Größenordnung einer seriösen, umfassenden Messung aller physikalisch relevanten Elektrosmog-Messgrößen, einschließlich der Ausführung eines Messprotokolls und einer aussagekräftigen und verständlichen Dokumentation, wird sich im privaten Umfeld, z.B. bei einer Schlafplatz-Untersuchung, ungefähr in einem Kostenrahmen zwischen ca. 250,00 bis 500,00 Euro bewegen. Hinzu kommen eventuelle Fahrtkosten und die Mehrwertsteuer.

Die Messgeräte-Ausstattung, die sich auf aktuellem technischen Stand befinden muss, sollte im Preis der Messung mit einkalkuliert sein. Wesentlich günstigere Angebote stammen meist von schlecht qualifizierten Anbietern oder „Hobby-Messtechnikern“.

Messtechniker aus der „Esoterik Szene“ sind manchmal ebenfalls billiger, besitzen jedoch selten die ausreichende Fachkompetenz und sind häufig nur an „alternativen“ Lösungen interessiert, die gar keine Reduzierung der Felder bieten, sondern diese „verträglicher“ machen sollen.

Die Ausfertigung einer Rechnung mit den gesetzlich geforderten Mindestanforderungen nach dem Handels- und Steuerrecht sollte obligatorisch sein und nachstehende Angaben enthalten: Die vollständigen Namen und Anschriften von Rechnungssteller und Empfänger, das Tagesdatum, eine fortlaufende Rechnungsnummer, die vollständige Auflistung aller erbrachten Lieferungen und Leistungen, die Preise, die Umsatzsteuer, die Zahlungsbedingungen und die Steuer-Nummer des Unternehmers.

Es ist denkbar, dass bei einem auffallend niedrigen Grundpreis auf teure Folgeaufträge (Sanierungsarbeiten, Schutzartikel, Abschirmungen, usw.) spekuliert wird, die dann häufig sofort mit angeboten werden. Eine konsequente Trennung der Dienstleistung „Messung“ von der Lieferung und dem Einbau eventuell notwendiger Schutzartikel gibt dem Kunden sicherlich Entscheidungsfreiheit und eine objektive Wahlmöglichkeit. Dabei entsteht auch nicht das unangenehme Gefühl, dass ein Anbieter durch das Dienstleistungsangebot der Messung nur am Verkauf von zusätzlichen Leistungen oder Schutzprodukten interessiert ist.

Ganz gefährlich ist es allerdings, wenn ein Anbieter gar keine differenzierten Messungen durchführt, sondern statt dessen sofort „alternative Schutzartikel“ anbietet. Diese sollen Elektrosmog häufig nur

„harmonisieren“ bzw. „kompensieren“. Das folgende Kapitel wird diese Thematik noch ausführlich aufgreifen.

16. „Alternative“ Schutzartikel

Neben den bisher beschriebenen technischen Schutzmassnahmen, die physikalisch nachweisbar, vorhandene Felder reduzieren oder abschirmen, gibt es im Handel eine ganze Reihe von dubiosen Produkten, die Elektrosmog „biologisch verträglicher“ machen sollen.

Hierbei handelt es sich um verschiedenartige Behältnisse und Konstruktionen mit interessanten und modernen technischen Bezeichnungen, wie z.B. „....Chip“, „GEO-SAFE“, „Harmonizer“, oder „Polarisator“ in Form von Plättchen, Holzkugeln, Keilen, Aufklebern, Kristallen oder Edelsteinen, usw., die häufig eine Menge Geld kosten und auf das natürliche Kraftfeld des Körpers oder die Umgebung eine positive Auswirkung haben sollen. Obwohl einige dieser Erzeugnisse durchaus dekorativ anzuschauen sind, wurden bei allen von mir untersuchten Produkten die elektromagnetischen Felder jedoch in keinem einzigen Fall physikalisch reduziert. Es gibt sogar „Schutzartikel“, z.B. den „Gabriel-Chip“, die das elektromagnetische Feld noch verstärkten. Zu diesen Ergebnissen kommen neben der Zeitschrift „ÖKOTEST“ auch Fernsehbeiträge der Sendung „PlusMinus“ bereits aus November 2002 und des ARD Magazins „Ratgeber Technik“ aus April 2004, die eine Vermarktung dieser sogenannten Schutzprodukte ausdrücklich als „pseudowissenschaftlich und schwammig“ bezeichnete.

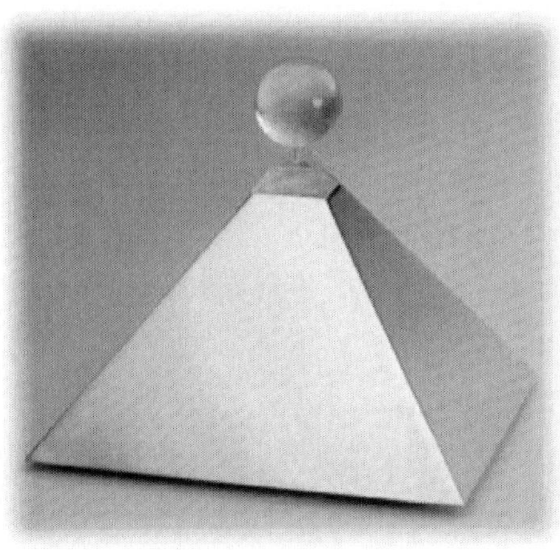

Am 13. Oktober 2004 hat das Landgericht Gießen einen vorbestraften 56-jährigen zu sechs Jahren Haft verurteilt, weil er völlig wirkungslose Aluminium Entstörer-Chips in ganz Deutschland verkaufte. Neben den geprellten Käufern muss dieses Urteil auch ein Schock für alle anderen „Entstörprodukteehersteller" sein. Ich würde mir persönlich wünschen, dass dieses Gerichtsurteil nicht das letzte bleibt, sondern die Justiz diese Art des Betruges aufnimmt und einigen Scharlatanen das Leben etwas schwerer macht.
Bei ganz wenigen der erwähnten Erzeugnisse ist, wenn auch nur theoretisch und unter ganz extremen Konstellationen, eine biologische Wirkung wissenschaftlich überhaupt vorstellbar.
Es handelt sich hierbei ausschließlich um esoterische Artikel, die vielfach nur einem Zweck dienen, das Einkommen der Anbieter zu steigern, deren moralische Beurteilung mir als Techniker nicht zusteht, und die ich an dieser Stelle auch nicht vornehmen möchte. Vielleicht ist ja in dem ein oder anderen Fall ein Placebo-Effekt vorstellbar, der in diesem Fall dann sogar wünschenswert wäre.
Tragisch wird die Anwendung derartiger Produkte allerdings, wenn kranke oder gesundheitsbewusste Menschen auf Grund vorsätzlicher, falscher, oder mangelnder Informationen auf eine therapeutische Wirkung vertrauen und/oder vielleicht noch eine schulmedizinisch indizierte[26] Behandlung deswegen abbrechen.
Überdies macht es grundsätzlich niemals Sinn Wirkungen umzuwandeln, wenn die schädliche Ursache, nämlich die elektromagnetischen Felder, auf naturwissenschaftlicher Basis nachweislich reduziert bzw. beseitigt werden können.

---

[26] ratsame

Bereits in der Ausgabe 3/1999 der Zeitschrift ÖKO Test wurde eine ausführliche Untersuchung zur Wirksamkeit derartiger Schutzartikel durchgeführt, die teilweise erschreckende Ergebnisse hervorbrachte. Bis zum heutigen Tage sind die skrupellosen Geschäftemacher sicher nicht weniger geworden.

Daher noch einmal der dringende Hinweis: Prüfen Sie sorgfältig alle Angebote und greifen Sie ausschließlich auf Produkte zurück, die elektromagnetische Felder naturwissenschaftlich und messbar reduzieren. Fallen Sie auch nicht auf Hinweise herein wie „wissenschaftlich anerkannt", „Wirkung nachgewiesen", „Patent erteilt" oder dergleichen, da dies weder ein Qualitätskriterium darstellt, noch eine hinreichende Wirksamkeit garantiert.

17. Magnetfelder in der Therapie

Die bisher beschriebenen Wirkungen der elektromagnetischen Felder haben alle negative Auswirkungen auf die Gesundheit. Es gibt daneben aber auch positive therapeutische Wirkungen. Bereits in der Antike wurden Dauermagnete zur Behandlung von verletzten Soldaten oder bei Frauenleiden eingesetzt.

Neben einer Vielzahl von Anwendungen in der Medizin im Bereich der Diagnostik und Therapie, von der Sonographie bis zur Radiologie, gibt es heute wieder eine populäre antike Variante. Nach ersten Versuchen in den 60er Jahren in Japan erfährt die statische Magnetfeldtherapie derzeit eine Renaissance. Vor allem in den USA wird sie verstärkt zur Schmerzbehandlung, bei der Wundheilung und in der Rehabilitation von Leistungssportlern erfolgreich eingesetzt.

Hierbei werden Pflaster oder Folien, bei denen Permanent-Magnete kreisförmig mit wechselnden Polen aneinander gereiht sind auf der Haut befestigt und dauerhaft getragen. Die Stärke des Magnetfeldes beträgt ca. 300 – 5000 Gauß. Nach Auskunft der WHO (Weltgesundheitsorganisation) sind statische Felder bis zu einer Stärke von bis 20.000 Gauß völlig unbedenklich.

Verschiedene Studien in den USA, in denen die Probanden mit Magnetfolien behandelt wurden, ergaben einen deutlichen Rückgang der Beschwerden um bis zu 70%. Auch eine Untersuchung des Münchener Mediziners Michael Kris bestätigt exakt diese Erfolgsquote.

Damit lässt sich eindeutig eine schmerzlindernde Wirkung durch Magnete erzielen. Die Erklärung liegt darin, dass die statischen Magnetfelder die Adern erweitern und auf diese Weise für eine bessere Blutzirkulation

sorgen und den Stoffwechsel fördern. Schädliche- oder Nebenwirkungen wurden bisher nicht beobachtet.
Auch in Deutschland werden Magnetfeldprodukte immer häufiger Therapie unterstützend eingesetzt. Bei hochwertigen, wechselpolaren Produkten ist die Wirkung wissenschaftlich bereits recht gut dokumentiert.
Man darf die hier beschriebenen Produkte keinesfalls mit den auf „Kaffeefahrten“ angeboten Magnetdecken verwechseln, die häufig unter dem modernen Schlagwort „Wellness“ an den Mann oder die Frau gebracht werden, und die physikalisch meist völlig wirkungslos sind. Dafür kosten sie aber fast immer horrendes Geld. Der Kommentar einer betroffenen Person in der Sendung „ZDF.reporter“ aus dem September 2006 ist mir heute noch im Kopf und völlig unverständlich: „Diese Magnetdecken waren so extrem teuer – da mussten sie ja einfach gut sein.“
Auch die naturheilkundlich angewandte Magnet-Resonanz-Therapie (MRT), die mit unterschiedlichen EMF in einem breiten elektromagnetischen Spektrum arbeitet, nutzt die positive Wirkung der elektromagnetischen Felder und wird häufig für Heilerfolge verantwortlich gemacht, obwohl die Schulmedizin dafür bisher noch keine schlüssige Erklärung findet.

18. Ethische Aspekte

Im Mai 2002 wurde vom Bundeswirtschaftsministerium eine repräsentative Studie in Auftrag gegeben, in der die Bevölkerung zu Ihrer Einschätzung des Mobilfunkrisikos befragt wurde. Dabei hielten es ungefähr zwei Drittel der deutschen Bevölkerung für möglich, dass mit dem Mobilfunk auch Gesundheitsrisiken verbunden sind.

Da bisher weder die Unschädlichkeit der elektromagnetischen Strahlung noch der Zusammenhang zwischen elektromagnetischen Feldern und dem Auftreten von Gesundheitsstörungen wissenschaftlich eindeutig bewiesen wurde, ergibt sich hieraus durchaus auch eine ethische Problematik:

Was kann einzelnen Personen, oder einer Gruppe von besonders stark betroffenen Menschen im Interesse der Volkswirtschaft und / oder der Allgemeinbevölkerung an Gesundheitsbeeinträchtigungen oder vielleicht sogar an Krankheiten zugemutet werden?

Ich erinnere in diesem Zusammenhang an die jahrelange Diskussionen und die Verharmlosung der Schädlichkeit diverser Pestizide, Holzschutzmittel, Fugendichtungsmittel, Dioxin, DDT, Formaldehyd und besonders Asbest, bis schließlich neue, strengere Schutz-Verordnungen erlassen wurden. Die Umsetzung musste dann auch innerhalb eines sehr kurzen Zeitraumes erfolgen und wurde durch Prüfungen ständig kontrolliert. Dies ist sicherlich durchaus sinnvoll, sollte aber dann vielleicht auch ebenso auf die „Elektrosmog-Problematik“ übertragen werden.

Eine Pressemeldung von Januar 2004 kündigte an, dass alle führenden Versicherungsunternehmen es ablehnen, die gesundheitlichen Risiken der elektromagnetischen Strahlung für die großen Mobilfunkbetreiber (T-mobile, Vodafone, E-Plus, O2, usw.) zu versichern, weil sie elektromagnetische Strahlung als unkalkulierbares Gesundheitsrisiko einstufen. Hier erfolgte der Hinweis auf die Analogie zur Asbest-Problematik, die über einen sehr langen Zeitraum unter Weiterverarbeitung des Werkstoffes Asbest diskutiert wurde, bis dann, wie erwähnt, letztendlich rigorose Verbote erlassen wurden.

Bis endgültig ein objektiver Nachweis über den Umfang der Schädlichkeit der elektromagnetischen Strahlung erbracht wird, ist es nach meiner Auffassung eine Verpflichtung aller Verantwortlichen den Verbraucher über den aktuellen Wissensstand zu informieren und unabhängige Forschungen, insbesondere über Langzeitschäden, durchführen zu lassen! Ich erwarte für die nähere Zukunft die Bestätigung meiner These, dass Elektrosmog für die Entstehung, zumindest aber für die Promotion[27] eines großen Teils von Gesundheitsbeeinträchtigungen mit verantwortlich ist.

Die Umsetzung von niedrigeren Grenzwerten für die Allgemeinbevölkerung im Bereich der Niederfrequenz stellt für die Versorger und Betreiber von elektrischen Energieanlagen (VNB) einen immensen technischen und finanziellen Aufwand dar und ist daher auf gar keinen Fall, selbst wenn die Bereitschaft dazu bestehen würde, kurzfristig realisierbar. Sie würde einen ähnlichen Prozess, wie den Ausstieg aus der Atomenergie erforderlich machen.

Der Mensch hat leider keine sinnliche Wahrnehmung für elektromagnetische Feldwirkungen. Auch im Hinblick auf die Evolutionszeitspanne[28] hatte der menschliche Organismus noch nicht so viel Zeit, sich auf die negativen Einwirkungen der Elektrizität einzustellen. Flächendeckende, intensive Nutzung elektrischer Energie gibt es erst seit einigen Jahrzehnten. Daher kann ich jedem Einzelnen, besonders den Eltern von kleinen Kindern und allen elektrosensiblen Personen aufgrund

[27] Verstärkung
[28] Entwicklungszeit

meiner Erfahrungen nur raten, Vorsorgemaßnahmen für das persönliche Umfeld zu ergreifen um eine Reduktion der elektromagnetischen Felder herbeizuführen und damit eine vernünftige Gesundheitsprophylaxe[29] zu betreiben!

[29] Gesundheitsvorsorge

19. TABELLEN zu möglichen körperlichen Anomalien nach H. Moritz in Anlehnung an den Standard der baubiologischen Messtechnik

A. Niederfrequenz (Energieversorgung, Haustechnik, Trafos, Verbraucher)

Messgröße	Unauffällig	Schwach auffällig	Stark auffällig	Extrem auffällig
E-Feld (V/m) (erdbezogen)	< 5	5 – 20	20 - 50	> 50

Messgröße	Unauffällig	Schwach auffällig	Stark auffällig	Extrem auffällig
E-Feld (V/m) (potenzialfrei)	< 0,3	0,3 – 1,5	1,5 – 10	> 10

Messgröße	Unauffällig	Schwach auffällig	Stark auffällig	Extrem auffällig
H-Feld (µT)	< 0,02	0,02 - 0,1	0,1 – 0,5	> 0,5

Messgröße	Unauffällig	Schwach auffällig	Stark auffällig	Extrem auffällig
Körperspannung (mV)	< 50	50 - 200	200 - 500	> 500

B. Hochfrequenz (Radio-, Fernsehsender, Funk, Radar, Mobilfunknetze, DECT-Telefon, W-LAN, Bluetooth)

Messgröße	Unauffällig	Schwach auffällig	Stark auffällig	Extrem auffällig
Gepulste Strahlung (mW/m^2)	< 0,01	0,01 – 0,5	0,5 - 5	> 5

Messgröße	Unauffällig	Schwach auffällig	Stark auffällig	Extrem auffällig
Ungepulste Strahlung (mW/m^2)	< 0,01	0,01 - 5	5 - 10	> 10

Sicherlich würden noch niedrigere Vorsorgewerte zu einer geringeren gesundheitlichen Beeinträchtigung führen. Daher werden von den Berufsverbänden der Baubiologen auch teilweise noch deutlich niedrigere Werte gefordert.

Bei meiner Festlegung habe ich versucht, meine persönlichen Erfahrungen zu interpretieren, die technischen Umweltbedingungen in Deutschland zu berücksichtigen und darüber hinaus noch einen Konsens zwischen den verschiedenen Interessengruppen zu finden. Am nächsten kommt meine Bewertung den Verbraucherschutzorganisationen und ÖKOTEST.

20. Messungen / Statistik

Messergebnisse von 30 chronologisch durchgeführten Messungen

Messung Nr.	Magnetisches Feld	Elektrisches Feld	Körperspannung
	Empfehlung: 100 nT	**Empfehlung: 10 V/m**	**Empfehlung: 150 mV**
1	20 nT	**90 V/m**	**650 mV**
2	20 nT	**190 V/m**	**800 mV**
3	20 nT	**150 V/m**	**3000 mV**
4	20 nT	**35 V/m**	**800 mV**
5	20 nT	**55 V/m**	**500 mV**
6	20 nT	**20 V/m**	**450 mV**
7	**160 nT**	**1130 V/m** ***	**4800 mV**
8	**600 nT**	**600 V/m**	**600 mV**
9	20 nT	**170 V/m**	**6500 mV**
10	20 nT	**37 V/m**	**1000 mV**
11	**1200 nT** **	**14 V/m**	120 mV
12	20 nT	**35 V/m**	**1000 mV**
13	60 nT	**50 V/m**	**2700 mV**
14	20 nT	**130 V/m**	**1800 mV**
15	20 nT	**80 V/m**	**1800 mV**
16	20 nT	**200 V/m**	**1000 mV**
17	20 nT	**24 V/m**	**2500 mV**
18	**500 nT**	**72 V/m**	**3200 mV**
19	40 nT	**100 V/m**	**1000 mV**
20	20 nT	**300 V/m**	**1700 mV**
21	20 nT	**80 V/m**	**1600 mV**
22	20 nT	**120 V/m**	**1000 mV**
23	20 nT	**200 V/m**	**1200 mV**
24	**800 nT**	**230 V/m**	**5000 mV**
25	60 nT	**230 V/m**	**7200 mV** ****
26	20 nT	**21 V/m**	**1500 mV**
27	20 nT	**90 V/m**	**1800 mV**
28	20 nT	**160 V/m**	**1200 mV**
29	**180 nT**	**80 V/m**	**700 mV**
30	40 nT	2,2 V/m	**500 mV**

Statistik-Analyse

Die Werte aus der vorstehenden Tabelle wurden anhand von 30 chronologisch durchgeführten Messungen ermittelt.

Alle Werte, die über den zu diesem Zeitpunkt, als unbedenklich anzusehenden Empfehlungen lagen, sind in der Tabelle **fett** gedruckt.

Der absolute Höchstwert für das **H-Feld** (**) von 1200 nT wurde von einer Hochspannungsleitung von 110 KV verursacht, die direkt über das Grundstück verlief.

Der Maximalwert von 1130 V/m für das **E-Feld** (***) sowie der Höchstwert bei der **Körperspannung** (****) von 7200 mV wurde durch eine Vielzahl von Mehrfachsteckdosen, Schaltern, Verlängerungskabeln, etc., im Kopfbereich unter der Matratze und unter dem Bett verursacht.

Der **Durchschnittswert** aller 30 Messungen betrug für das magnetische Feld 134,67 nT. Gegenüber einer Empfehlung von 100 nT (0,1 µT) ergibt dies eine Überschreitung von **+ 34,7%.**

Für das elektrische Feld ergibt sich bei einem Durchschnittswert aller Messungen von 156,51 V/m gegenüber der Empfehlung von 10 V/m eine Abweichung von **+ 1565%.**

Bei der Körperspannung betrug die Abweichung **+ 1280%**, da der Empfehlung von maximal 150 mV ein Durchschnittswert von 1920 mV gegenüberstand.

Im Einzelfall betrug die maximale Überschreitung beim H-Feld 1.200%, beim E-Feld 11300% und bei der Körperspannung 4800%.

Der Wert für die Körperspannung hat nur geringe Aussagekraft, da dieser Wert individuell sehr unterschiedlich ausfallen kann und außerdem häufig hohe Messtoleranzen auftreten. Er wurde nur zu Vergleichszwecken ermittelt, da zahlreiche Baubiologen diesen Wert bei Ihrer Arbeit mit heranziehen.

Die Wirkungen einer hohen Körperspannung auf den menschlichen Organismus sind jedoch analog denen des elektrischen Feldes zu bewerten, da die Körperspannung eine Folge des elektrischen Feldes darstellt.
Statistisch gesehen traten Überschreitungen, und damit verbunden ein Handlungsbedarf hinsichtlich einer Reduzierung, eindeutig häufiger bei den festgestellten Werten des E-Feldes (97%), bzw. der Köperspannung auf. Beim H-Feld bestand konkreter Handlungsbedarf bei 23% meiner Messungen.
Da ELEKTROSMOG jedoch immer eine **Kombination** von elektrischen und magnetischen Feldern darstellt, komme ich zu dem Ergebnis, dass bei den von mir untersuchten 30 Messreihen, absolut betrachtet, **in 97% der Fälle Handlungsbedarf bestand!** Selbstverständlich nur unter Berücksichtung niedriger biologischer Vorsorgewerte.

Abschließend ist noch festzustellen, dass bei keiner einzigen meiner Messungen die gesetzlichen „VDE Grenzwerte zum Schutz von Personen vor den Wirkungen elektromagnetischer Felder", die Grenzwerte der 26. Bundes-Immissions-Schutz-Verordnung, sowie die arbeitsschutzrechtlich gültigen Werte der „Berufsgenossenschaftlichen Verordnung zum Schutz vor elektromagnetischen Feldern" (BGV – B 11), überschritten wurden.

Grafische Darstellung der Statistikwerte

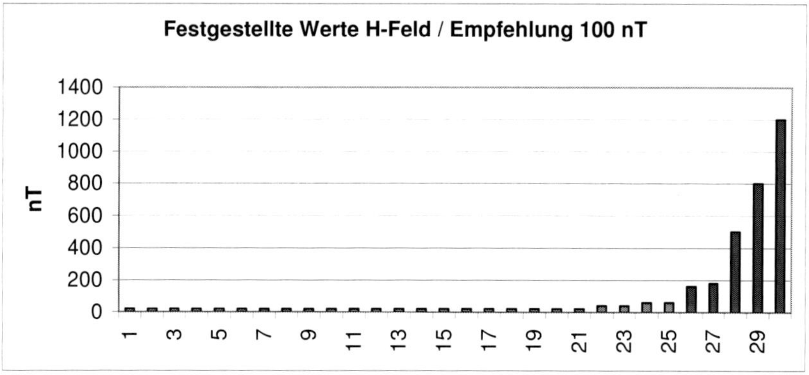

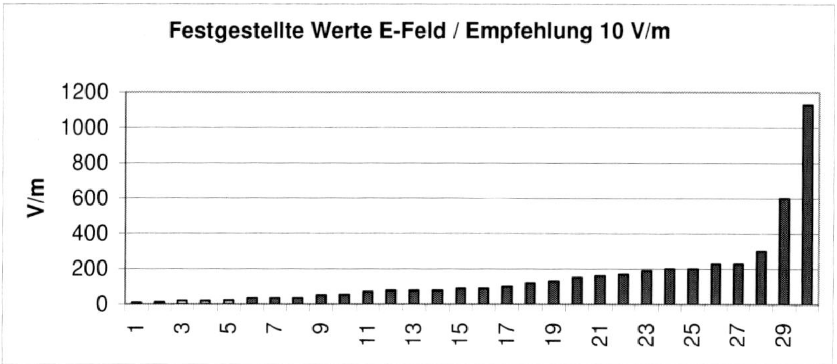

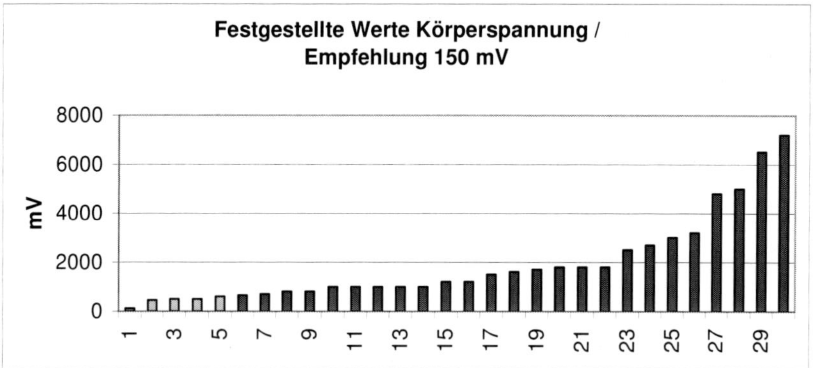

Grafische Darstellung möglicher körperlichen Anomalien nach dem SBM 2000

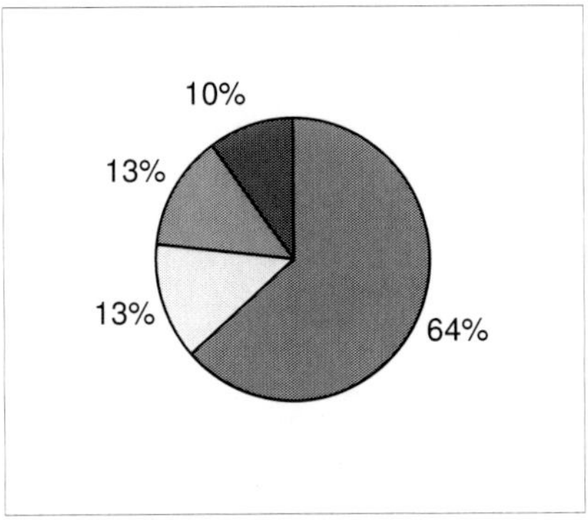

Magnetisches Feld

64 % keine Anomalie
13 % schwache Anomalie
13 % starke Anomalie
10 % extreme Anomalie

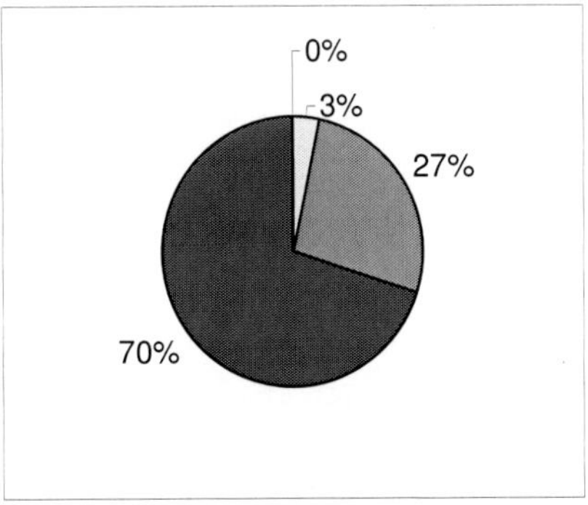

Elektrisches Feld

0 % keine Anomalie
3 % schwache Anomalie
27 % starke Anomalie
70 % extreme Anomalie

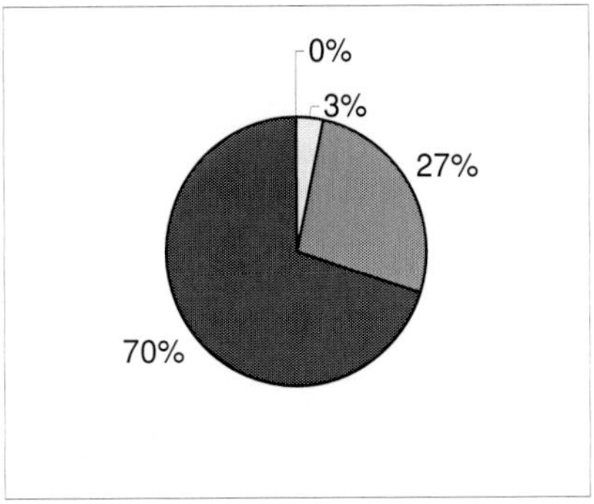

Körperspannung

0 % keine Anomalie
3 % schwache Anomalie
27 % starke Anomalie
70 % extreme Anomalie

21. Einzelfall - Berichte

A. Immunschwäche, Entwicklungsstörungen, Kreislaufprobleme

Dieses Beispiel aus meinem familiären Umfeld war der Auslöser für meine Arbeit im Bereich der Elektrobiologie und der baubiologischen Messtechnik. Ein Mitglied meiner Familie war während der Kindheit und der Pubertät besonders anfällig für Infektionskrankheiten.
Nach vielen erfolglosen Therapieversuchen mit den unterschiedlichsten Antibiotika, entwickelte sich Immunität gegenüber Antibiotika und die Medikamente erzielten nicht mehr den gewünschten Heilungserfolg. Im direkten Vergleich zu Gleichaltrigen waren Wachstum und körperliche Entwicklung stark eingeschränkt. Gleichzeitig wurden Herzrhythmus-Störungen und deutlich erhöhter Puls und Blutdruck diagnostiziert, speziell beim Zubettgehen. Schlafstörungen und nächtliche Angstzustände führten zu Konzentrationsstörungen und Nervosität.
Nachdem schulmedizinische Therapien gar nicht mehr weiterhalfen, wurde gleichzeitig auch auf naturheilkundlicher Basis behandelt. Aber auch diese Behandlung führte zu keiner akuten Verbesserung. Nach Ansicht des behandelnden Arztes lagen körpereigene Blockaden vor, die den Stoffwechsel und das Immunsystem des Körper erheblich beeinträchtigten.
Nach Besprechung der Symptomatik und ausführlichen Überlegungen zusammen mit dem Arzt, habe ich, auf dessen Anregung den Schlafplatz auf eine eventuelle Elektrosmogbelastung hin überprüft und danach regelmäßig weitere Feldstärkemessungen durchgeführt.
Die Messungen, die sich über mehrere Wochen erstreckten und auch nachts durchgeführt wurden, ergaben 17- bis 55-fache Überschreitungen der baubiologisch empfohlenen Vorsorgewerte (siehe Tabelle).

Emission	Soll-Wert	Mess-Wert	Abweichung
Elektrisches Feld	10 V/m	350 V/m	+3500%
Magnetisches Feld	0,1 µT	1,7 µT	+1700%
Körperspannung	100 mV	5500 mV	+5500%

Besonders belastet hat mich das stark erhöhte magnetische Feld von 1,7µT, da bereits zu diesem Zeitpunkt Werte über 0,3 µT als krebserregend diskutiert wurden.

Nach Durchführung umfangreicher technischer Abschalt- und Abschirmmaßnahmen gelang es, die Durchschnittswerte auf biologisch verträgliche Größenordnungen zu reduzieren.

Schon nach einigen Tagen traten daraufhin keine Schlaf- und Einschlafstörungen mehr auf und auch die Herz-Kreislaufbeschwerden besserten sich zusehends. Unter Beibehaltung der homöopathischen Therapie entwickelte sich im Laufe der Folgezeit auch das Immunsystem wieder zu seiner normalen Leistungsfähigkeit. Die körperliche Verfassung verbesserte sich innerhalb weniger Monate, so dass keine Infektionskrankheiten mehr auftraten, die über das normale Maß hinausgingen. Außerdem setzten die körperliche Entwicklung und das Wachstum wieder ein, was zu einem schnellen Ausgleich der Entwicklungsdefizite führte. Es dauerte nicht einmal ein Jahr, bis die körperliche Entwicklung und das Wachstumsdefizit gegenüber Gleichaltrigen wieder ausgeglichen war.

B. Neurodermitis

Eine Patientin mit Neurodermitis litt an Schlafstörungen, die durch extrem starken Juckreiz hervorgerufen wurden. Sie wachte nachts mehrmals auf und verzweifelte fast an dem unerträglichen Juckreiz. Die Haut war gereizt und stark gerötet. Um die Beschwerden überhaupt noch erträglich zu halten, half ihr nur noch kaltes, nächtliches Duschen. Ich brauche nicht zu erwähnen, wie wenig erholsam der Schlaf daraufhin war. Dies führte zu Nervosität, Gereiztheit und Müdigkeit bis hin zu depressiven Zuständen.
Außerdem ist auch noch der kosmetische Aspekt, der für eine junge Frau ja sicher ebenfalls relevant ist, mit zu berücksichtigen.
Bei der durchgeführten Schlafplatzuntersuchung stellte ich fest, dass der Wert für das magnetische Feld im grünen Bereich lag. Bei der elektrischen Feldstärke und der Körperspannung der Patientin lagen dagegen Werte vor, die mehr als 13- bzw. 24mal über den baubiologischen Empfehlungen lagen (siehe Tabelle).

Emission	Soll-Wert	Mess-Wert	Abweichung
Elektrisches Feld	10 V/m	130 V/m	+ 1300%
Körperspannung	100 mV	2400 mV	+ 2400%

Nach Ableitung der elektrischen Felder durch relativ einfache und kostengünstige technische Maßnahmen und einer Reduzierung der Emissionen in etwa auf Größe der Vorsorgewerte, besserten sich innerhalb weniger Tage die Beschwerden.
Die von Hautausschlägen betroffene Fläche verringerte sich auf etwa ein Drittel und die Schlafunterbrechungen reduzierten sich auf einige wenige pro Woche, wie sie wohl wahrscheinlich auch bei einem unbelasteten

Schlafplatz aufgetreten wären. Durch die bessere nächtliche Regeneration ließen Müdigkeit und Gereiztheit nach. Auch Juckreiz und Hautrötung konnten auf ein erträgliches Maß zurück geführt werden, so dass sich das Allgemeinbefinden meiner Klientin ebenfalls eindeutig verbesserte.

C. Migräne, Schlafstörungen, Epilepsie

Obwohl eine Familie ihr neues Haus bereits seit dem Jahr 1982 bewohnte, traten ab 1993 gravierende Gesundheitsbeschwerden auf. Trotz intensiver Überlegungen gelang es nicht, einen Zusammenhang zwischen dem Auftreten der Beschwerden und eventuellen baulichen Veränderungen im Haus oder in der Nachbarschaft und damit möglicherweise einer unmittelbaren Erhöhung der Elektrosmogbelastung herzustellen. Da jedoch Gesundheitsstörungen durch Elektrosmog häufig erst nach einem Zeitraum von mehr als zehn Jahren auftreten (siehe Kapitel 5), sehe ich auch in diesem Fall eine Kausalität.

Beim Vater der Familie traten vermehrt Migräne-Attacken auf, der Schlaf der 13jährigen Tochter wurde immer unruhiger, und beim 16jährigen Sohn, der unter Epilepsie litt, steigerte sich die Anfallshäufigkeit von vorher ca. einem Auftreten pro Woche auf mindestens einen Anfall täglich, der fast immer nachts auftrat. Die Mutter der Familie wies keine eigenen Symptome auf, litt allerdings unter den Belastungen ihrer Familienangehörigen.

Bei der durchgeführten Kontrollmessung, stellte ich beim elektrischen Feld Werte fest, die 5 - 10 mal über den gesundheitlich unbedenklichen Werten lagen, und die Körperspannung der Betroffenen lag 10 - 34 mal über den baubiologischen Grenzwerten (siehe Tabelle).

Emission	Sollwert	Vater	Tochter	Sohn	Abweichung
E - Feld	10 V/m	46 V/m	67 V/m	95 V/m	+ 460 – 950%
Körperspannung	100 mV	1008 mV	2406 mV	3400 mV	+ 1008 – 3400%

Durch umfangreiche technische Maßnahmen konnten die Emissionen auch hier auf ein verträgliches Maß reduziert werden. So verschwanden die

Migränebeschwerden des Vaters völlig, der Schlaf der Tochter wurde erheblich ruhiger, aber das Erstaunlichste war die Reduzierung der Epilepsie-Anfälle auf den alten Zustand, d.h. auf nur noch einen Anfall pro Woche beim Sohn der Familie!

22. Wie reagiert der Körper nach Elektrosmogreduzierung?

Nach jeder Sanierungsmaßnahme habe ich nach einigen Wochen bei den Betroffenen nachgefragt, ob und in welcher Form Veränderungen in ihrer Befindlichkeit aufgetreten sind.
Es gibt leider keine allgemeingültige Aussage, wie der menschliche Körper auf die Reduzierung einer Elektrosmogbelastung reagiert. Der menschliche Organismus ist ein komplexes Geflecht ineinander greifender bio-chemischer Systeme. Des Weiteren war auch die individuelle Veranlagung meiner Klienten höchst unterschiedlich.
Interessant bei meinen persönlichen Erfahrungen war allerdings, dass Kinder und Heranwachsende sich meist nach feldreduzierenden Maßnahmen sehr schnell besser fühlten und sich ihre gesundheitlichen Symptome häufig innerhalb weniger Tage besserten.
Diese Erfahrungen habe ich auch dann gemacht, wenn die Kinder über die feldreduzierende Sanierung gar nicht informiert wurden.
In einem besonderen Fall wurde der Schlafplatz einer geistig stark behinderten Jugendlichen saniert. Die betroffene Person wusste nichts von meinen Maßnahmen und wäre überdies geistig nicht in Lage gewesen, die Zusammenhänge zu verstehen. Doch auch in diesem Fall besserten sich die Gesundheitsstörungen (Nervosität, Unruhe, Aggressivität beim Zubettgehen) nach der Sanierungsmaßnahme innerhalb kürzester Zeit. Damit sind Placebo-Effekte, die ja manchmal durchaus wünschenswert wären, in diesen Fällen wohl eindeutig auszuschließen.
Bei Erwachsenen habe ich unterschiedliche Erfahrungen gemacht: Einige Personen reagierten ähnlich wie die beschriebenen Kinder und stellten innerhalb kürzester Zeit eine Verbesserung ihrer Befindlichkeit fest. Bei

Einigen dauerte es ein paar Wochen und die Verbesserung trat kontinuierlich und eher unmerklich auf. Auf Rückfrage wurde mir dies dann bestätigt.

Bei einigen wenigen Klienten (ca. 10%) hat sich auf Nachfrage subjektiv gar keine Veränderung ergeben. Damit hatten die Sanierungen zumindest in der Wahrnehmung der Betroffenen keinen Erfolg, obwohl objektiv betrachtet die Reduzierung der Feldstärken und die daraus resultierenden geringeren Auswirkungen der elektromagnetischen Felder auf den Organismus natürlich positiv zu werten sind.

In ganz wenigen Fällen haben sich die Symptome nach Reduzierung der Elektrosmogbelastung zunächst verstärkt, sind dann aber nach kurzer Zeit abgeklungen.

In einem ganz besonderen Fall einer älteren Dame hat sich nach der Durchführung einer Sanierungsmaßnahme der Zustand so stark verschlimmert, dass die feldreduzierenden Maßnahmen sogar wieder rückgängig gemacht werden mussten. Danach stellte sich kurzfristig der alte (gestörte) Gesundheitszustand wieder ein. Obwohl der behandelnde Arzt dazu riet die Sanierung beizubehalten und noch ein paar Tage abzuwarten, war die Patientin dazu leider nicht bereit. Daher konnte abschließend nicht festgestellt werden, wie sich die Veränderungen über einen längeren Zeitraum entwickelt hätten. Nach Auskunft des Mediziners stellen sich auch in der Homöopathie häufig Erstverschlechterungen ein, die durchaus gewünscht sind und die im Grunde bestätigen, dass die durchgeführte Behandlung anschlägt. Eine Prüfung dieser These war aber in diesem besonderen Fall leider nicht möglich. Menschlich ist die Reaktion der Betroffenen durchaus nach zu vollziehen. Für den Arzt und für mich wäre allerdings eine weitere Verfolgung aus wissenschaftlicher Sicht interessant gewesen.

Zusammenfassung

Da ich bei fast allen meiner Klienten, bei denen Belastungen oberhalb der biologischen Vorsorgewerte vorkamen durch feldreduzierende Maßnahmen und der damit verbundenen Reduzierung des „technischen Stresses“ erhebliche Verbesserungen der Befindlichkeit erzielen konnte, sehe ich hierin eine Bestätigung der These, dass elektromagnetische Felder für das Entstehen und den negativen Verlauf von Gesundheitsstörungen mit verantwortlich sind!

Ich erhebe auf Grund dieser Einzelschilderungen und der weiteren Erkenntnisse aus meiner Messtätigkeit keinen Anspruch auf Kausalität. Vielleicht sind meine Erfahrungen nicht einmal signifikant. Sicherlich sind die Ergebnisse nicht reproduzierbar. Sie decken sich allerdings immerhin mit zahlreichen weltweiten Studien aus unbedingt ernstzunehmenden wissenschaftlichen Veröffentlichungen, die in vielen Fällen tatsächlich ähnliche Gesundheitsbeeinträchtigungen durch elektromagnetische Felder festgestellt haben.

23. Schlussbetrachtung

Ich vermute, dass es niemals einen eindeutigen Beweis für die gesundheitlichen Auswirkungen der elektromagnetischen Felder geben wird. Der strenge wissenschaftliche Beweis ist an verschiedene Komponenten geknüpft, die nach meiner Überzeugung nicht erfüllt werden können.

Zur Zeit erscheinen fast wöchentlich Pressemeldungen mit den unterschiedlichsten Resultaten und Interpretationen wissenschaftlicher Untersuchungen oder epidemiologischer Studien über die Auswirkungen elektromagnetischer Felder. Ansatzpunkt und Vorgehensweise dieser Forschungen sind vielfach auffällig unterschiedlich. Das Resultat kann, je nach Zielsetzung und abhängig vom Auftraggeber und Geldgeber der Studien, äußerst unterschiedlich ausgelegt werden. Durch geschicktes Hervorheben oder Weglassen von Fakten ist es möglich bei der Auswertung einer Studie oder Statistik durchaus zu manipulieren.

Jeder kennt vermutlich den altbekannten Spruch:

„Traue keiner Statistik – die du nicht selbst gefälscht hast".

Ich möchte abschließend nicht polemisieren, sondern dem interessierten Leser meinen persönlichen, ernstzunehmenden Rat geben, sich unter Vorsorgegesichtspunkten nicht übertrieben - aber effizient - vor elektromagnetischen Feldwirkungen zu schützen.

Panikmache und Diskriminierung von Andersdenkenden sind ebenso unangebracht, wie die Verunglimpfung von Personen auf Grund ihres kritischen / andersdenkenden Standpunktes gegenüber einer besonders mächtigen Industrie, wie wir sie nun einmal bei den Hauptverursachern von Elektrosmog antreffen.

Hierzu zählen die mächtige und immer noch stark wachsende Telekommunikationsbranche und natürlich auch die (all)mächtigen Energieversorgungsunternehmen.

Leider habe ich bereits einige Betroffene persönlich kennen gelernt, mit denen außerordentlich unfair umgegangen wurde. Es handelte sich dabei u. a. um engagierte, ehrenamtliche Mitglieder von Bürgerinitiativen, die sich z.B. in der Planungsphase einer neuen Hochspannungsleitung oder Mobilfunkbasisstation gründeten, weil sie ernsthafte Sorge um ihre Gesundheit hatten.

Jeder Mensch hat das Recht auf freie Meinungsäußerung und diese Möglichkeit sollte ihm auch zugestanden werden. Sachliche Fortschritte, wenn sie überhaupt erwünscht sind, kann es nur durch kommunikativen Austausch zwischen Gruppen mit unterschiedlichen Auffassungen geben. Dies sollte stets fair und respektvoll erfolgen.

Leider ist dies in der Realität nicht immer der Fall, da die beteiligten Interessengruppen, die sich in der heiklen Diskussion um die Auswirkungen von Elektrosmog gegenüber stehen, extrem unterschiedliche Einstellungen haben.

Während die Einen durchaus begründete Sorgen um ihre Gesundheit oder die Gesundheit ihrer Angehörigen haben, geht es den Anderen meist um rein wirtschaftliche Interessen. Beide Standpunkte sind je nach Sichtweise nachvollziehbar. Allerdings habe ich auch schon erlebt, dass hier nicht nur mit „harten Bandagen“ gekämpft, sondern manchmal auch unfair und diskriminierend miteinander umgegangen wird. Gewinnstreben darf niemals so weit gehen, dass es Anderen persönlich schadet und möglicherweise sogar - wissentlich oder unwissentlich – Gesundheitsschäden billigend in Kauf nimmt.

Ich kann von mir persönlich sagen, stets respektvoll mit anders denkenden Menschen umgegangen zu sein und erwarte dies ebenfalls von meinen Gesprächspartnern.
Ich hoffe, dass es mir mit dieser Veröffentlichung gelungen ist, objektiv und sachlich, selbstverständlich aus meiner persönlichen Perspektive dem „Phänomen Elektrosmog“ ein wenig auf den Leib gerückt und „die Sache mit dem Strom“ etwas transparenter gemacht zu haben.
Ich würde mich freuen, wenn ich meinen Lesern etwas mehr Verständnis für die Zusammenhänge zwischen den Umweltfaktoren der elektrischen Energie und den biologischen Auswirkungen auf den menschlichen Organismus vermitteln konnte und der Ein oder Andere auch persönlichen Nutzen aus diesem Buch ziehen kann.

Harald Moritz

24. Studien zum Thema EMF/Mobilfunk

ATHEM-Report (Allgemeine Österreichische Unfallversicherung)

Existenz a-thermischer EMF-Wirkungen

Autoren: H. Molla-Djafari, W. Mosgöller, M. Kundi, C. Gerner et al.

Fallkontrollstudie von 2009

Mobil- und Schnurlostelefone und das Risiko für Hirntumore

Zusammenhang zwischen HF-Strahlung und Hirntumoren

Autoren: L. Hardell, M. Carlberg

Fallkontrollstudie von 2009

Krebsinzidenz von Anwohnern im Umkreis einer Mobilfunksendeanlage in Westfalen

Häufung von Krebserkrankungen in der Nähe eines Mobilfunksenders

Autoren: Horst Eger und Frank Neppe

Epidemiologische Pilotstudie von 2009

Durchlässigkeit der Blut-Hirnschranke und Nervenzellschäden in Rattenhirnen

Autoren: Eberhardt, Persson, Brun, Salford, Malmgren

Tierversuch von 2008

Langzeitnutzung von Mobilfunktelefonen und Gehirntumore

Zusammenhang zwischen HF-Strahlung und Gehirntumoren

Autoren: L. Hardell, M. Carlberg, F. Söderqvist , K.H. Mild, L. Morgan

Metaanalyse von 2007

Mechanismus der Kurzzeit ERK-Aktivierung durch elektromagnetische Felder von Mobilfunkfrequenzen

Autoren: J. Friedman, S. Kraus, Y. Hauptmann, Y. Schiff, R. Seger

Exposition nicht-thermischer elektromagnetischer Mikrowellenfelder, wie sie von Mobiltelefonen erzeugt werden und Beeinträchtigung vieler Eiweiße

Experimentelle Studie an Zellkulturen von 2007

Naila-Studie

Untersuchung über das Auftreten von Tumorerkrankungen in der Umgebung eines Mobilfunksenders

Autor: H. Eger

Epidemiologische Studie von 2004

Reflex Studie

Multizentrische Laborstudie an Zellkulturen über die Auswirkungen von EMF auf den Stoffwechsel und das genetische Material

Autor : F. Adlkofer et. al.

Experimentelle Studie an Zellkulturen von 2003

Quelle: Forum Mobilfunk der Bürgerinitiativen in Coburg und Umgebung

http://www.forum-mobilfunk.de/studien/forschung.html

25. Abkürzungen / Einheiten / Begriffe

A	Ampère – Einheit für die elektrische Stromstärke 1 A = 1.000 Milli-Ampère
AC	Wechselstrom (Alternating Current)
A/m	Ampère pro Meter (siehe Tesla) Einheit der magnetischen Flussdichte
BfS	Bundesamt für Strahlungsschutz
BImSchV	Bundes-Immissions-Schutz-Verordnung
CT1+	Analoge Funk-Telefon-Technik (ab 01.01.2009 verboten)
DC	Gleichstrom (Direct Current)
DECT	**D**igital **E**nhanced **C**ordless **T**elecommunications Digitale verbesserte schnurlose Telefontechnik
E-Feld	Elektrisches Feld (Einheit: V/m)
EEMC	Electro-Magnetic-Compatibility of the Environment (s. EMV-U)
EMC	Electro-Magnetic-Compatibility (siehe EMV)
EMF	Elektro-Magnetische Felder (Electro-Magnetic-Fields)
EMV	Elektro-Magnetische-Verträglichkeit
EMV-U	Elektro-Magnetische-Verträglichkeit der Umwelt
EVG	Elektronisches Vorschalt-Gerät
EVU	Energie-Versorgungs-Unternehmen (siehe VNB)
f	Formelzeichen für die Frequenz – Einheit: Hertz (Hz)
Frequenz	Anzahl der Schwingungen pro Sekunde
GPS	Global Positioning System, Satelliten gestütztes Navigations system
HF	Hochfrequenz (Frequenzen ab 30.000 Hz)
H-Feld	Magnetisches Feld (Einheit Tesla bzw. A/m)
Hz	Hertz - Einheit für die Frequenz

I	Formelzeichen für die elektrische Stromstärke - Einheit Ampère
IRPA	**I**nternational **R**adiation **P**rotection **A**ssociation
	Internationale Strahlenschutzkommission
ICNRP	International Commission of Non-Ionising Radiation Protection
kV	Kilo-Volt
	1 Kilo-Volt = 1.000 Volt
KVG	Konventionelles Vorschalt-Gerät
LED	Light – Emitting - Diode
	Licht – emittierende - Diode
MPR	Richtlinie für Monitor-Grenzwerte
NF	Niederfrequenz (Frequenzen bis 30.000 Hz)
S	Formelzeichen für die Leistungsflussdichte - Einheit: W/m^2
SAR	Spezifische Absorptions Rate (Einheit W/kg)
SBM	Standard baubiologischer Messtechnik
TCO	Tjänstemännens Central-Organisation
	Schwedische Richtlinie für strenge Monitor-Grenzwerte
Tesla	Einheit der magnetischen Flussdichte (Feldstärke)
	1 Tesla = 1.000 Milli-Tesla = 1.000.000 Mikro-Tesla = 1.000.000.000 Nano-Tesla
U	Formelzeichen für die elektrische Spannung – Einheit: Volt (V)
UMTS	Universal Mobile Telecommunications System
V	Volt – Einheit für die elektrische Spannung
	1 Volt = 1.000 mV
VDE	Verband Deutscher Elektrotechnik, Elektronik und Informationstechnologie
VNB	Verteilungs-Netz-Betreiber
V/m	Volt pro Meter - Einheit der elektrischen Feldstärke

W	Watt – Einheit der elektrischen Leistung
	1 Watt = 1.000 Milli-Watt = 0,001 Kilo-Watt
W/m^2	Watt je Quadratmeter – Einheit für die Leistungsflussdichte
WIMAX	Worldwide Interoperability for Microwave Access
WHO	World Health Organisation – Welt-Gesundheits-Organisation
WLAN	Wireless Local Area Network – Kabelloses, örtliches Netzwerk

26. Darstellung von großen und kleinen Zahlen / Umrechnungshilfe

Vorsilbe	Abkürzung	Faktor	Bezeichnung	10er - Potenz	Anwendungs-Beispiel	Abkürzung
Tera	T	1 000 000 000 000	Billion	10^{12}	Tera-Hertz	THz
Giga	G	1 000 000 000	Milliarde	10^{9}	Giga-Hertz	GHz
Mega	M	1 000 000	Million	10^{6}	Mega-Hertz	MHz
Kilo	K	1 000	Tausend	10^{3}	Kilo-Hertz	kHz
		1		10^{0}		
Milli	M	0,001	Tausendstel	10^{-3}	Milli-Tesla	mT
Mikro	µ	0,000 001	Millionstel	10^{-6}	Mikro-Tesla	µT
Nano	N	0,000 000 001	Milliardstel	10^{-9}	Nano-Tesla	nT
Piko	P	0,000 000 000 001	Billionstel	10^{-12}	Piko-Tesla	pT

27. Informative Internetseiten

Bundesamt für Strahlenschutz www.bfs.de

Internetpräsenz des Ministeriums

Bundesnetzagentur http://emf2.bundesnetzagentur.de/

EMF Datenbanken zu Funkanlagen und Standorten

Baubiologie Regional www.baubiologie-regional.de

Forum für Baubiologie, Elektrosmog, Messtechnik, Umweltanalytik, Wohngifte

Bürgerwelle e.V. www.buergerwelle.de

Dachverband der Bürger und Initiativen gegen Elektrosmog

Diagnose Funk www.diagnose-funk.org

Umfangreiche Website einer Schweizer Umweltorganisation
zum Schutz vor Elektrosmog - Speziell Mobilfunk

Die Verbraucher Initiative www.verbraucher.org

Bundesverband kritischer Verbraucher

Ecolog Institut www.ecolog-institut.de

Institut für sozial ökologische Forschung und Bildung

Forum Elektrosmog www.forum-elektrosmog.de

Elektrosmogseite der Verbraucherinitiative

Handywerte.de www.handywerte.de

Strahlungswerte für (fast) alle Mobiltelefone

Öko-Test www.oekotest.de

Testergebnisse

Schnurlostelefon.de www.schnurlostelefon.de

Werte für strahlungsarme Schnurlostelefone (DECT)

Verband Deutscher Baubiologen www.baubiologie.net

Netzwerk Baubiologie des Berufsverbandes

28. Quellenverzeichnis

Angabe der Literatur in alphabetischer Reihenfolge:

Ärzte Zeitung: 05.02.2001

Bundesamt für Strahlenschutz: Moderne Kommunikationstechnologien

Der Brockhaus – Lexikon, F.A. Brockhaus, Leipzig, Mannheim

Deutsches Ärzteblatt 38/95: Elektromagnetische Felder und Krebserkrankungen im Kindesalter

DUDEN: Allgemeinbildung Kompakt

ITWissen: Das große Online Lexikon

König/Folkerts: Elektrischer Strom als Umweltfaktor

Kreis Aachen aktuell: ELEKTROSMOG

Moritz, Harald: Biologisch verträgliche Elektroinstallation, ep 59-2005-3

Moritz, Harald: Elektrosmog Messungen, ep 59-2005-9

Moritz, Harald: Errichtung baubiologischer Elektroanlagen, ep 60-2006-11

ÖKO TEST 03/1999: Geräte gegen Elektrosmog

ÖKO TEST 02/2006: Telefone, DECT

Report – Mainz: EU-Umweltagentur - Mobilfunk birgt Gesundheitsgefahr

Rose, Wulf-Dietrich: Elektrosmog – Elektrostress

Scheingraber, Dr. Claus: Mobilfunkstrahlung eine Gefahr für die Gesundheit

Scott, Keith and Linda: Naturmedizin

Umweltinstitut München: Mobilfunk-Strahlung

WIKIPEDIA, Online Enzyklopädie

Kontaktadresse des Autors:

Harald Moritz
Südstraße 65
D-52146 Würselen
www.haraldmoritz.page.ms